Otfrid Foerster

Die Mitbewegungen bei Gesunden, Nerven- und Geisteskranken

Verlag
der
Wissenschaften

Otfrid Foerster

Die Mitbewegungen bei Gesunden, Nerven- und Geisteskranken

ISBN/EAN: 9783957005588

Auflage: 1

Erscheinungsjahr: 2015

Erscheinungsort: Norderstedt, Deutschland

Hergestellt in Europa, USA, Kanada, Australien, Japan
Verlag der Wissenschaften in Hansebooks GmbH, Norderstedt

Verlag
der
Wissenschaften

DIE MITBEWEGUNGEN

BEI

GESUNDEN, NERVEN- UND GEISTESKRANKEN

VON

DR. OTFRID FOERSTER,

ASSISTENT DES LABORATORIUMS DER PSYCHIATRISCHEN KLINIK DER UNIVERSITÄT BRESLAU,
PRIVATDOCENT AN DER UNIVERSITÄT.

Mit 2 Abbildungen im Text.

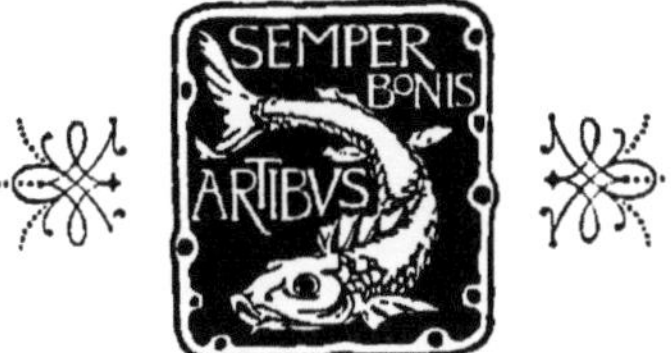

JENA.

VERLAG VON GUSTAV FISCHER

1903.

Vorwort.

———

Vorliegende Schrift bietet einen Beitrag zur Physiologie und Pathologie der Koordination. Sie beansprucht keineswegs das ganze Gebiet der Mitbewegungen erschöpfend zu behandeln, vielmehr soll nur ein Überblick über die Gesichtspunkte gegeben werden, nach welchen dieselben zu beurteilen sind und nach welchen sie als Koordinationsstörung imponieren.

Die Untersuchungen, welche meinen Ausführungen zu Grunde liegen, habe ich an der Salpetrière zu Paris (Professor (Dejerine), an der Poliklinik für Nervenkranke zu Breslau (Professor Wernicke), an der inneren Abteilung des Allerheiligen Hospitals zu Breslau (Professor Buchwald) und in dem städtischen Irrenhause zu Breslau (Dr. Hahn) ausgeführt.

Breslau, Sommer 1903.

Der Verfasser.

Inhalt.

                                                    Seite

  I. Mitbewegungen unter physiologischen Verhältnissen 1

 II. Mitbewegungen bei peripheren Lähmungen. 7

III. Mitbewegungen bei Erkrankung der Pyramidenbahn 12

VI. Mitbewegungen bei Tabes dorsalis 23

 V. Mitbewegungen bei Chorea 26

VI. Mitbewegungen bei progressiver Paralyse, Alkoholismus, Idiotie und
     Motilitätspsychosen 28

VII. Theorie der Mitbewegungen 32

I.

Mitbewegungen unter physiologischen Verhältnissen.

Will der Organismus mittels seiner Muskeln und der von diesen bewegten Körperteile irgend einen bestimmten Zweck erreichen, so ist das erste Erfordernis, daß gerade die Muskeln, welche die zur Erreichung des Zweckes notwendige Bewegung auszuführen imstande sind, auch tatsächlich in Spannung versetzt werden.

Soll z. B. zum Zwecke der Vorwärtsbewegung des ganzen Körpers das Schwungbein beim Gange von hinten nach vorne bewegt werden, so müssen in erster Linie diejenigen Muskeln innerviert werden, welche das Bein im Hüftgelenk, in welchem es unter dem Rumpfe frei beweglich aufgehängt ist, von hinten nach vorne führen. Es sind das die Flexoren des Oberschenkels. Durch diese Bewegung allein schon kann der Zweck an sich erreicht werden. einerlei wie sich die einzelnen Segmente des Beins, Fuß, Unter- und Oberschenkel bei dieser Bewegung zueinander stellen; andererseits bleibt ohne diese Vorwärtsbewegung im Hüftgelenk, der Hauptzweck, einen vorgerückten Stützpunkt zu bekommen, gänzlich unerfüllt. Wollen wir mit unserer Hand einen Gegenstand erfassen, so müssen hierzu vor allem die Flexores digitorum in Aktion treten, die Finger müssen sich in die Hohlhand beugen und den Gegenstand umschließen.

Jede vom Organismus zur Erreichung eines bestimmten Zweckes ausgeführte Bewegung, die wir kurz als Zweckbewegung bezeichnen wollen, enthält also zunächst eine Komponente, welche für die Zweckerfüllung überhaupt unerläßlich ist. Wir wollen sie als den Hauptteil der Bewegung, als Hauptbewegung und die Muskeln, welche für das Zustandekommen dieser Bewegung unbedingt erforderlich sind, als Hauptagonisten bezeichnen.

Fast bei allen Zweckbewegungen treten nun aber außerdem noch andere Muskeln in Aktion, deren Mitwirkung zwar nicht absolut erforderlich ist, wohl aber sehr nützlich erscheint. So wird beim Vorsetzen des Schwungbeins gleichzeitig der Unterschenkel gegen den Oberschenkel, und der Fuß gegen den Unterschenkel flektiert. Würde diese Verkürzung des Schwungbeins nicht stattfinden, so kann die Vorwärtsbewegung desselben von hinten nach vorne nur dadurch ermöglicht werden, daß das Becken und mit ihm der ganze Oberkörper auf dem Stützbein stark nach der entgegengesetzten Seite verlegt und alsdann das Schwungbein in steifer Haltung circumduciert wird. Dieser Modus des Vorsetzens beansprucht aber vielmehr Muskelenergie für sich als der normale Modus. Wenn wir die Hand schließen, so beugen sich nicht nur die Finger in die Hohlhand, sondern die Hand wird im Handgelenk gestreckt. Diese Streckung hat den Sinn, die Kraftentfaltung der Fingerbeuger zu erhöhen, indem sie die Insertionspunkte derselben voneinander entfernt. Wir wollen die Komponente der Zweckbewegung, welche zwar für die Erfüllung der Aufgaben an sich entbehrlich, aber sehr erwünscht und zweckmäßig ist, im Gegensatz zu der eigentlichen Hauptbewegung als zweckmäßige Mitbewegung bezeichnen und die Muskeln, welche sie hervorbringen, agonistische Synergisten nennen.

Fast alle unsere Zweckbewegungen, selbst die scheinbar einfachsten, von den zusammengesetzten gar nicht zu reden, lassen eine derartige Zusammensetzung aus einer Hauptbewegung und einer Mitbewegung erkennen. So ist beim Öffnen der geballten Faust die Streckung der Finger die Hauptbewegung, die Flexion der Hand zweckmäßige Mitbewegung; beim Schließen der Augen ist die Annäherung der Augenlider aneinander Hauptbewegung, eine leichte Rollung des Augapfels nach oben und eine leichte Verengerung der Iris Mitbewegung. Beim Senken des Blickes werden nicht nur die Augen nach unten gedreht, sondern auch die Augenlider gesenkt, umgekehrt erfolgt beim Aufwärtsrichten des Blickes außer der Drehbewegung der Bulbi nach oben eine Hebung der Augenlider und Runzeln der Stirn, wodurch das Gesichtsfeld nach oben zu in zweckmäßiger Weise erweitert wird.

Insofern alle diese zweckmäßigen Mitbewegungen unter normalen Verhältnissen auftreten und zur normalen Bewegung gehören, kann man sie als normale zweckmäßige Mitbewegungen bezeichnen.

Diese Zergliederung der Zweckbewegung in zwei Komponenten, in die Hauptbewegung und die zweckmäßige Mitbewegung ist durchaus nicht so gekünstelt, wie es auf den ersten Blick scheinen mag. Beim Neugeborenen wie beim Kinde in den ersten Lebensmonaten überhaupt, findet das Ergreifen und Festhalten eines Gegenstandes lediglich durch Flexion der Finger statt. Legt man einem Kinde einen Stift in die Hand, so umklammert es denselben mit den Fingern wobei aber die Hand im Handgelenk umklappt. Die Zweckbewegung, welche wir in diesem speziellen Falle als primäre Angriffsbewegung bezeichnen können, enthält also nur die Hauptkomponente und erst allmählich gesellt sich dank jenem wunderbaren, dem Organismus innewohnenden Streben, die motorischen Mittel so lange zu modifizieren, bis der Zweck mit dem geringsten Energieverbrauch erreicht ist, die andere Komponente, die Mitbewegung in der Aufrichtung der Hand dazu.

Bei Richtung des Blicks nach oben rollt das Kind lange Zeit nur die Bulbi aufwärts, ohne daß die Lider folgen und die Stirn gerunzelt wird; und umgekehrt erfolgt beim Senken des Blicks keine Senkung der Lider. Beim Vorsetzen des Beins von hinten nach vorne beugt das Kind Knie und Fuß anfangs nicht mit; erst allmählich gesellen sich diese Mitbewegungen dazu.

Umgekehrt sehen wir, daß unter bestimmten pathologischen Verhältnissen die zweckmäßige Mitbewegung wieder fortfällt und nur die Hauptbewegung ausgeführt wird; so erfolgt z. B. unter Umständen bei Tabes dorsalis das Ergreifen eines Gegenstandes mit der Hand lediglich durch Fingerflexion ohne begleitende Handstreckung, beim Vorsetzen des Schwungbeins findet ausschließlich eine Flexion in der Hüfte statt, während Fuß und Unterschenkel nicht mitgebeugt werden. Wichtig ist, daß dieser Ausfall der Mitbewegungen hierbei nicht etwa auf einer Lähmung der agonistischen Synergisten beruht, sondern auf einer hier nicht näher zu erörternden Störung in der Association von Haupt- und Mitbewegung.

Die bisher von uns ins Auge gefaßten Mitbewegungen, welche zum normalen Ablauf der Bewegung gehören, entsprachen alle dem Prinzip der Zweckmäßigkeit.

Diesen steht nun aber eine Klasse von Mitbewegungen gegenüber, welche ebenfalls bei Gesunden gar nicht selten zu finden sind, und die zur Erreichung des Zweckes keineswegs beitragen, sondern eine überflüssige Muskeltätigkeit und unnötigen Energieverbrauch bedeuten und dementsprechend als unzweckmäßige Mitbewegungen bezeichnet werden sollen. Da sie unter durchaus physiologischen Umständen, ja unter bestimmten Verhältnissen bei jedem Gesunden angetroffen werden, so kann man sie als normale unzweckmäßige Mitbewegungen bezeichnen.

Wir finden sie besonders dann, wenn eine neu zu erlernende Bewegung oder Manipulation ausgeführt wird. Es sei hier nur daran erinnert, wie ein Kind, welches schreiben lernt, dabei das Gesicht verzerrt, den Kopf verdreht, die Zunge herausstreckt, wie der linke

Arm sich mitbewegt, wie selbst die Beine krampfhaft gebeugt werden. Erst allmählich mit fortgesetzter Uebung verschwinden alle diese Mitbewegungen. Auch beim erwachsenen Menschen beobachten wir solche Mitbewegungen immer, wenn es sich darum handelt, irgend eine neue Fertigkeit zu erlernen. Wir finden sie zweitens allemal dann, wenn eine Bewegung mit großer Kraft ausgeführt werden soll. Hierbei irradiiert der Impuls immer auf mehr oder weniger entlegene Muskeln, die zur Zweckerfüllung nichts beitragen können; mit der Kraft der Bewegung nimmt diese Irradiation an Intensität und Extensität zu. Wenn wir z. B. ein schweres Gewicht mit einem Arm emporstemmen, so verzerrt sich dabei das Gesicht bis zur Grimasse, die Muskeln des anderen Arms spannen sich an, die Faust wird geballt, ja auf der Höhe der Anstrengung tritt wohl die gesamte Körpermuskulatur mehr oder weniger in Tätigkeit.

Aber selbst bei noch so fortgeschrittener Übung und selbst bei sehr geringer Energie einer Bewegung bleibt auch beim Erwachsenen die Innervation nicht ausschließlich auf zweckdienliche Muskeln beschränkt. Die meisten Menschen sind nicht imstande, den Kleinfinger, Gold- oder Mittelfinger isoliert zu flektieren oder zu extendieren. Wohl stets führen einzelne oder alle anderen Finger eine geringe gleichsinnige Exkursion aus. Den Zeigefinger können wir ohne Mühe isoliert bewegen, ohne daß die anderen Finger Mitbewegungen machen. Aber trotz dieser scheinbaren Ruhe kommt es doch zur Mitinnervation von Muskeln, welche zur beabsichtigten Bewegung in keiner Beziehung stehen. Exner hat hierüber einen höchst bemerkenswerten Versuch angestellt. Er ließ eine Person, deren linker Arm in einem Plethysmographen lag, den linken Zeigefinger um ein Geringes flektieren. Der Plethysmograph machte einen deutlichen Ausschlag, natürlich infolge der mit der Kontraktion des Fingerbeugers verknüpften Verschiebung der in der Kapsel eingeschlossenen Weichteile. Darauf ließ er die Person den Zeigefinger der rechten Hand bewegen, und auch jetzt bekam man am Plethysmographen einen Ausschlag; also selbst wenn nur eine leichte, anstrengungslose Bewegung des rechten Zeigefingers ausgeführt wurde, war es unmöglich, die Muskeln des linken Armes in voller Untätigkeit zu belassen.

Es scheint, als ob gerade zwischen den symmetrischen Muskeln der beiden Körperhälften in dieser Beziehung eine besonders enge Verwandtschaft von Haus aus besteht, derart, daß die Innervation eines Muskels oder einer Muskelgruppe stets von einer Spannungsentwicklung des homologen Muskels der anderen Seite begleitet wird. Diese doppelseitige Innervation ist jedenfalls das Primäre bei allen Bewegungen. Das neugeborene Kind führt vorwiegend symmetrische Bewegungen aus, und obschon es sich dabei zunächst nur um Reflexbewegungen handelt, auf die wir übrigens alsbald noch zurückkommen werden, so ändert das doch an dem Prinzip nichts. Auch dann, wenn das Kind schon willkürliche Bewegungen ausführt, sind diese in der ersten Zeit vorwiegend bilateral-symmetrische: es werden beide Beine gleichzeitig an den Leib gezogen und wieder ausgestreckt, beide Arme werden gleichzeitig gebeugt. Allmählich allerdings tritt die anfängliche Doppelseitigkeit mehr und mehr in den Hintergrund und der normale erwachsene Mensch ist imstande, die meisten Bewegungen, wenigstens mit seinen Extremitäten einseitig auszuführen, ohne daß die homologe Muskelgruppe der anderen Seite einen sichtbaren locomotorischen Effekt entfaltet. Immerhin erhält sich der Primärzustand der Doppelseitigkeit bei einer großen Anzahl von Aktionen. Es sind z. B. lange nicht alle Menschen imstande, ein Auge allein zu schließen; wenige vermögen eine Stirnhälfte allein zu runzeln, etwas wenigstens faltet sich die andere Seite auch dabei mit; wohl niemand kann unter normalen Verhältnissen mit einer Thoraxhälfte allein atmen; ebenso wenig können wir eine Bauchhälfte allein in Kontraktion versetzen. Zur Erlernung der einseitigen Ausführung dieser Akte bedürfte es unendlich langer Übung. Ja manchmal, wenn auch höchst selten, erhält sich bei vollständig normalen Personen jener Primärzustand der doppelseitigen Bewegung bei Intention einseitiger Bewegung zeitlebens. Es sind einzelne, ganz einwandsfreie Fälle von Thonayer, Damsch und Fragstein beschrieben worden, in welchen bei beabsichtigter Ausführung irgend einer Bewegung namentlich an der oberen, aber auch an der unteren Extremität, genau die korrespondierende Bewegung auf der anderen Seite mit auftrat. Die betreffenden Personen waren außerstande, die Mitbewegungen zu unterdrücken. Dieselben waren um so intensiver, je komplizierter die beabsichtigte Bewegung war und mit je größerer Kraft dieselbe ausgeführt wurde; bei Widerstandsbewegungen waren sie am größten. Einerlei, ob es sich um einfache elementare Bewegungen wie Beugung und Streckung des Armes oder um komplizierte Akte wie die Schreibbewegung handelte, immer war das Resultat das gleiche. Die Bewegungen der linken Hand beim Schreiben mit der rechten fielen naturgemäß im Sinne der Spiegelschrift aus. Obwohl die betreffenden Personen niemals selbständige Versuche gemacht hatten, mit der linken Hand zu schreiben, ließ die Spiegelschrift nichts an Deutlichkeit zu wünschen übrig. Den jungen Mann, von welchem Fragstein berichtet, verhinderten die Mitbewegungen Violinunterricht zu nehmen, da bei der Fingerbewegung auf dem Griffbrett allemal die analogen Bewegungen der anderen Seite eintraten und dadurch der Violinbogen der Hand entschlüpfte. Derartige Fälle sind allerdings höchst selten. Wir haben in ihnen die Persistenz des primären Zustandes zu sehen, der unter gewöhnlichen Verhältnissen beim Erwachsenen aus Gründen der Zweckmäßigkeit unterdrückt wird.

Bisher war immer nur die Rede von unzweckmäßigen Mitbewegungen bei willkürlich intendierten Bewegungen. Dieselben kommen aber ebenso bei Reflexbewegungen zur Beobachtung. Eine Reflexbewegung kann sehr wohl eine Zweckbewegung sein, d. h. ein bestimmtes Ziel verfolgen. entweder handelt es sich um die Abwehr oder um die Verwertung des Reizes, und alle diejenigen Muskelkontraktionen und Bewegungen, welche dazu nichts beitragen, sind als unzweckmäßige Mitbewegungen zu bezeichnen. Am ausgesprochensten sind dieselben beim neugeborenen Kinde. Fast bei jedem stärkeren peripheren Reize breitet sich die motorische Reaktion auf entfernte Muskelgebiete aus. Wirkt z. B. ein etwas intensiverer Lichtreiz auf die Netzhaut des neugeborenen Kindes. so werden nicht nur beide Augen geschlossen, sondern Kopf und Oberkörper fahren zurück, beide Arme werden ausgestreckt und erhoben. Übrigens tritt ganz dieselbe Bewegung auch ein, wenn irgendwo ein stärkerer taktiler Reiz den Körper plötzlich trifft. Auch jetzt werden beide Augen geschlossen, Kopf und Körper fahren zurück und die Arme werden emporgestreckt.

Wenn die Nasenschleimhaut von einem stärkeren Reiz getroffen wird, so kommt es unter Umständen nicht nur zu einer Niesbewegung, sondern zu heftigen Mitbewegungen in allen Gliedern, beide Beine werden krampfhaft gebeugt und beide Arme mit den Ellbogen vorgeschoben (Champneys). Preyer beobachtete bei seinem eigenen Kinde, daß wenn ihm die Saugflasche in den Mund eingeführt wurde, es fast jedesmal beide Hände schloß und emporstreckte unter rechtwinkliger Beugung des Unterarms gegen den Oberarm, welcher letztere auf der Decke ruhte.

Auch bei den Reflexbewegungen gibt sich wieder die besonders enge Verwandtschaft zweier symmetrischer Muskelgruppen zu erkennen. Die Bewegungen des Neugeborenen. welche anfangs durchweg Reflexbewegungen sind, sind vorwiegend bilateral symmetrisch. Bei Berührung der Hornhaut erfolgt doppelseitiger Lidschluß, bei Berührung der Nasenspitze oder Kitzeln eines Nasenflügels Zukneifen beider Augenlider und Zurückbiegen des Kopfes, auf einen stärkeren Reiz in der Palma manus Zurückziehen des berührten und des anderen Armes, auf einen Reiz an der Fußsohle Dorsalflexion des Fußes. Flexion im Knie und Hüftgelenk, und bei etwas intensiverem Reiz macht das andere Bein genau die gleiche Bewegung mit. Wird irgend ein Reiz im Gesicht appliziert, so macht die Hand der betreffenden Körperseite eine Abwehrbewegung nach der gereizten Stelle hin, aber auch der andere Arm führt eine analoge oder sehr ähnliche Bewegung aus. Im späteren Leben treten ja die Reflexbewegungen in den Hintergrund und bei Erwachsenen lassen sich unter normalen Verhältnissen reflektorisch ausgelöste Mitbewegungen kaum auffinden. In höchst prägnanter Weise trat aber die nahe Verwandtschaft homologer Muskelgruppen ebenso wie bei Willkürbewegungen auch bei Reflexbewegungen in jenen oben citierten seltenen Fällen zutage, wo bei sonst vollständig normalen Menschen eine jede Willkürbewegung auf der einen Körperseite von der gleichen Bewegung auf der anderen Seite begleitet wurde. Es erfolgte in diesen Fällen nämlich bei der passiven Bewegung eines Gliedes ja sogar angeblich bei der elektrischen Reizung eines Muskels oder einer Muskelgruppe stets die analoge Bewegung der anderen Körperseite. Offenbar löste hier also die Bewegung eines Gliedes als solche reflektorisch die gleiche Bewegung auf der anderen Seite aus.

Fassen wir das, was wir über die unzweckmäßigen Mitbewegungen unter physiologischen Verhältnissen kennen gelernt haben, zusammen, so ergibt sich folgendes: Dem Primärzustande, wie er sich beim Kinde zu erkennen gibt, aber auch beim Erwachsenen allemal in Erscheinung tritt, wenn eine neue, noch nicht erlernte Bewegung ausgeführt oder bei einer an sich bereits erlernten Bewegung größere Kraft entfaltet werden soll, entspricht es, daß bei jeder Bewegung eine mehr oder weniger große Anzahl überflüssiger Muskeln mitinnerviert werden. Insbesondere besteht die Tendenz, die homologe Muskelgruppe der anderen Seite mitzuinnervieren. Mit fortgesetzter Übung werden die Mitbewegungen unterdrückt, Reste der Irradiation des Impulses bleiben aber in der Regel bei jedem Erwachsenen erhalten.

———

II.

Mitbewegungen bei peripheren Lähmungen.

———

Wir haben bisher nur diejenigen Mitbewegungen betrachtet, welche bei Gesunden auftreten und deshalb als normale Mitbewegungen bezeichnet wurden. Wir sehen nun aber unter pathologischen Verhältnissen bei den verschiedensten Erkrankungen des Nervensystems Mitbewegungen auftreten, welche wir bei Gesunden ceteris paribus vermissen, und die wir deshalb als pathologische Mitbewegungen bezeichnen wollen.

Wir beginnen mit der Betrachtung derjenigen Mitbewegungen, welche wir bei der Erkrankung des sogenannten peripheren motorischen Neurons, also bei Erkrankung der Vorderhörner des Rückenmarks, der vorderen Wurzeln, der peripheren motorischen Nerven oder endlich der Muskeln selbst auftreten sehen.

Macht ein Kranker mit einer Parese der langen Fingerbeuger den Versuch, die Finger zu beugen, so führt dabei die Hand eine Streckbewegung aus, die weit über das Maß hinausgeht, welches unter normalen Verhältnissen beobachtet wird, uud die wir deshalb als pathologische Mitbewegung bezeichnen wollen. Diese Mitbewegung ist ein höchst zweckmäßiges Hilfsmittel des Organismus, die Schwäche der Fingerbeuger einigermaßen auszugleichen. Denn wenn schon unter normalen Verhältnissen beim Faustschluß die Mitaufrichtung der Hand wesentlich deshalb erfolgt, um dadurch die Fingerbeuger zu verlängern und somit ihre Kraftentfaltung zu erhöhen, so ist natürlich bei einer Schwäche dieser letzteren nichts zweckdienlicher als die maximale Entfernung ihrer Insertionspunkte durch maximale Handstreckung. Wir können also die übermäßige Handstreckung bei Fingerbeugerschwäche als pathologische zweckmäßige Mitbewegung bezeichnen.

Oder wenn eine Schwäche der Fingerstrecker vorliegt, wird bei dem Versuch, die geschlossene Faust zu öffnen, allemal die Hand übermäßig stark flektiert. Durch diese Mitbewegung werden die Insertionspunkte der Fingerstrecker entfernt und dadurch deren Kraftentfaltung erhöht; es ist also eine zweckmäßige Mitbewegung.

Liegt eine Schwäche des Orbicularis oculi vor und macht der Kranke den Versuch, das Auge zu schließen, so wird der Augapfel maximal aufwärts gerollt und kommt dadurch hinter das obere Augenlid, gleichzeitig verengert sich auch die Pupille stärker als sonst. Diese Mitbewegungen steigern zwar nicht wie in den bisherigen Beispielen direkt die Kraftentfaltung des gelähmten Orbicularis oculi, aber sie unterstützen in äußerst zweckmäßiger Weise das Zustandekommen des beabsichtigten Effektes, uämlich den Lichteingang ins Auge zu beseitigen.

Besteht eine Lähmuug der sogenannten Beinverkürzer, das heißt der Flexoren des Unterschenkels und des Fußes, so wird jedesmal, weun das geschwächte Bein beim Gange als Schwungbein zu fungieren

hat, das Becken und mit ihm der Rumpf auf dem gesunden Stützbein erheblich nach außen übergelegt, durch eine energische Kontraktion des Glutaeus medius und des Quadratus lumborum auf
dieser Seite. Durch dieses Manöver wird zwar auch wieder die
Kraftentfaltung der geschwächten Muskeln nicht direkt gebessert,
wohl aber wird der beabsichtigte Effekt, das ist die Vorwärtsbewegung des Schwungbeins, ermöglicht. Durch die beschriebene
Neigung des Beckens bekommt das Schwungbein Luft und kann ohne
verkürzt zu werden, nach vorne bewegt werden.

Will ein Kranker mit einer ausgesprochenen Parese des Deltoideus
sich auf den Kopf fassen, so wird erstens dabei die Scapula durch Wirkung des Serratus anticus magnus in bekannter Weise um ihren Angulus
internus nach vorn und oben rotiert; zwar erfolgt auch unter normalen
Verhältnissen diese äußerst zweckmäßige Mitbewegung bei jeder Arm-
erhebung, aber sie erreicht im Falle der Deltalähmung pathologische
Dimensionen, ja sie geht unter Umständen soweit, daß die Basis der
Scapula, d. i. ihr spinaler Rand, eine wagerechte Stellung annimmt.
Diese vermehrte Drehung der Scapula verlängert die Insertionspunkte des Deltoideus soviel als möglich und steigert dadurch die
Kraft dieses Muskels direkt. Ferner wird nun aber auch die Schulter
in toto stark erhoben; der Sinn dieser Bewegung ist der, daß mit
der Schulter natürlich auch der ganze Arm gehoben wird und dadurch die Hand ihrem Zielpunkte an sich etwas näher rückt. Ferner
wird der Oberkörper bedeutend nach hinten übergelegt, während
sich Kopf und Hals nach vorn, und zwar nach der Seite des paretischen Arms zu beugen. Durch diese entgegengesetzte Bewegung
der Lenden- und Brustwirbelsäule einerseits und des Kopfes und der
Halswirbelsäule andererseits wird der Abstand des Scheitels von der
Hand soviel wie möglich verkleinert und auf diese Weise dem beabsichtigten Effekt Vorschub geleistet. Alle diese komplizierten
Manöver stellen also recht zweckmäßige Mitbewegungen dar.

Ich habe einen Knaben mit einer fast vollständigen Lähmung
der Strecker des Kopfes und der Halswirbelsäule infolge von Polio-
myelitis beobachtet. Kopf und Hals hingen beständig stark nach
vorn übergebeugt. Wollte der Kranke den Kopf aufrichten, so gelang
ihm dies nur mit größter Anstrengung und zwar durch ein eigen-
artiges, ans Polichinellenhafte grenzendes Manöver. Er veränderte
nämlich die Stellung der sämtlichen übrigen Segmente des ganzen
Körpers so, daß die anfänglich stark nach vorn geneigte Halswirbelsäule und der Kopf als solche eine vertikale Stellung im Raume er-
hielten und alsdann einfach der Schwere folgend nach hinten über-
sanken. Dies erreichte er dadurch, daß das Becken, die Lenden- und

die Brustwirbelsäule maximal extendiert wurden und sich soweit als möglich nach hinten überneigten. Damit aber durch diese starke Überstreckung von Becken und Wirbelsäule der Schwerpunkt des ganzen Körpers nicht hinter die Untersützungsfläche — die Fußbasis — zu liegen kam, war der Knabe genötigt, die Unterschenkel gegen den Fuß nach vorn und die Oberschenkel im Knie gegen die Unterschenkel zu flektieren, ein Kompensationsmanöver, durch welches der Körperschwerpunkt über der Fußbasis erhalten wurde. Der maximalen Streckung der Brustwirbelsäule bei dem Versuch Kopf und Hals aufzurichten, kommt nun aber noch eine spezielle Bedeutung zu. Bekanntlich nehmen die Hauptstrecker der Halswirbelsäule, der Ileocostalis cervicis und Longissimus cervicis, ihren Ursprung von den mittleren und oberen Brustwirbeln beziehungsweise Rippen. Wenn nun diese Brustwirbel durch ihre eigenen Strecker gegen die unteren Brustwirbel und gegen sich selbst extendiert werden, so wird dadurch der untere Insertionspunkt der Halsstrecker von seinem oberen entfernt und dadurch eine relativ größere Kraftentfaltung der letzteren ermöglicht.

Doch genug der Beispiele solcher zweckmäßiger Mitbewegungen, durch welche die Lähmung oder Parese eines Muskels oder einer Muskelgruppe ausgeglichen wird. Es existieren bei der Lähmung jeder einzelnen Muskelgruppe derartige ganz charakteristische Ausgleichsmanöver. Es ist unmöglich sie hier alle aufzuführen, das ist vielmehr die Aufgabe der speziellen Beschreibung der Koordinationsstörungen bei peripheren Muskellähmungen. Bemerkenswert ist, daß die Mitbewegung zumeist nur einer verstärkten Tätigkeit solcher Muskeln entspricht, welche auch unter normalen Verhältnissen mit dem betreffenden, gelähmten Muskel in enger Association stehen und als agonistische Synergisten dessen Wirkung in zweckmäßiger Weise unterstützen. Die pathologische Mitbewegung ist in diesen Fällen nur die Steigerung der normalen zweckmäßigen Mitbewegung.

Nun kommt es aber auch fast stets bei Lähmung oder Schwäche eines Muskels zu mehr oder weniger ausgesprochenen, gänzlich unzweckmäßigen Mitbewegungen, wenn die dem geschwächten Muskel zufallende Bewegung ausgeführt werden soll. Irradiiert doch schon unter normalen Verhältnissen, wenn eine Bewegung mit großer Kraft ausgeführt, also der Muskel stark innerviert werden soll, der Impuls leicht auf mehr oder weniger weit entfernte Muskelgebiete, die zu der beabsichtigten Bewegung in keiner Beziehung stehen. Ist der betreffende Muskel paretisch, so bedeutet die einfache, widerstandslose Bewegung jetzt dasselbe, wie die mit großer Kraftentfaltung ausgeführte Bewegung in gesunden Tagen. Um den paretischen

Muskel zu einer leidlichen Kontraktion zu bringen, bedarf es eines ebenso starken oder stärkeren Willensimpulses als zur kraftvollen Ausführung der betreffenden Bewegung unter normalen Verhältnissen. Von der Stärke des centralen Willensimpulses hängt die Irradiation auf ungehörige Muskeln ab, und die pathologischen unzweckmäßigen Mitbewegungen bei peripheren Lähmungen stehen zu der Verstärkung dieses Impulses in direkter Beziehung. Will z. B. ein Kranker, dessen Fingerbeuger paretisch sind, die Hand schließen, so erfolgt nicht nur eine zweckmäßige Streckung der Hand, sondern es wird auch der Vorderarm etwas gegen den Oberarm gebeugt, dieser letztere wird etwas abduziert, manchmal aber auch an den Rumpf angepreßt, die Schulter wird etwas gehoben, ja bei starker Willensanstrengung geraten sämtliche Muskeln des Arms in Spannung. Ganz gewöhnlich flektieren sich auch die Finger an der gegenüberliegenden Seite etwas oder sie werden gespreizt. Ferner sehen wir, daß das Gesicht verzogen wird, namentlich bei Kindern sind solche Mitbewegungen im Gesicht deutlich vorhanden.

Irgend eine Gesetzmäßigkeit in dem Auftreten dieser pathologischen unzweckmäßigen Mitbewegungen bei peripheren Lähmungen läßt sich nicht angeben. Bei starker Anstrengung sind sie in keinem Falle zu vermissen. Ist die Schwäche des Muskels nur eine geringe, so beschränken sie sich meist auf benachbarte Muskelgruppen, bei totaler Lähmung können sie sich eventuell über den ganzen Körper ausbreiten. Die Mitbewegung seitens der homologen Muskelgruppe der gegenüberliegenden Körperhälfte tritt besonders hervor, wenn es sich um Muskeln handelt, die vorzugsweise gleichzeitig auf beiden Seiten in Aktion treten, und die einzeln zu innervieren, schon dem Gesunden mehr oder weniger schwer fällt. Das ist bei den Gesichtsmuskeln besonders deutlich ausgesprochen, die geringste Schwäche auf der einen Seite verrät sich nur gar zu leicht durch eine abnorme Bewegung auf der anderen Seite. Kranke, deren Orbicularis oculi geschwächt ist, können nunmehr nicht das betreffende Auge allein schließen, auch wenn ihnen dies früher mit Leichtigkeit gelang.

Nicht unerwähnt wollen wir lassen, daß, wenn auch selten, Mitbewegungen auf der anderen Körperseite gelegentlich auch bei Reflexbewegungen auftreten. Hitzig beobachtete bei Reizung der Gesichtshaut auf der kranken Seite in Fällen von peripherer Facialislähmung nicht nur Muskelzuckungen auf der kranken, sondern auch auf der gesunden Seite. Immerhin sind derartige Beobachtungen aber selten bei peripheren Lähmungen und kommt ihnen keinerlei prinzipielle Bedeutung zu.

III.

Mitbewegungen bei Erkrankung der Pyramidenbahn.

Bei Hemiplegikern beobachten wir es ganz gewöhnlich, daß, wenn sie die paretischen Finger in die Hohlhand beugen wollen, sie dabei die Hand allemal mitstrecken. Diese Mitbewegung ist ja an sich, wie bereits ausgeführt wurde, durchaus normal. Wenn aber die Schwäche der Fingerbeuger einigermaßen ausgesprochen ist, so gelingt die Fingerbeugung ohne diese Mitstreckung der Hand dem Hemiplegiker überhaupt nicht. Der Kranke kann, wenn er auch noch so sehr bemüht ist, die Handstreckung nicht unterdrücken, was einem Gesunden natürlich ohne weiteres gelingt. Strümpell hat erst jüngst wieder auf die Konstanz dieses Phänomens aufmerksam gemacht. Wir erkennen in dieser Streckung der Hand wieder sofort die zweckmäßige Mitbewegung, welche der Organismus inszeniert, um die Kraftentfaltung der Fingerbeuger zu erhöhen. Bedient er sich dieses Hilfsmittels nicht, so ist der Impuls für dieselben zu schwach, um einen locomotorischen Effekt zu entfalten. Je gedehnter ein Muskel ist, einer um so kleineren Erregung bedarf er, um die gleiche Bewegung zustande zu bringen. Ebenso sehen wir, daß bei der Öffnung der geschlossenen Faust sehr oft eine ausgiebige Beugung der Hand erfolgt. Wenn der Hemiplegiker diese Mitbewegung nicht ausführt, so kommt die Fingerstreckung überhaupt nicht zustande. Auch hierin erkennen wir sofort wieder die zweckmäßige Mitbewegung, welche durch Verlängerung der Fingerstrecker deren Schwäche kompensiert. Natürlich kann in denjenigen Fällen die Mitbewegung der Hand, sei es, wie im ersteren Falle, die Extension, oder sei es, wie im zweiten Falle, die Flexion, nicht so ausgiebig ausfallen, wenn diese Bewegungen selbst nur schwer willkürlich auszuführen sind. Es ist aber die Mitstreckung der Hand bei willkürlicher Fingerbeugung fast stets ausgiebiger als die Exkursion der Hand bei willkürlicher Streckung derselben. Ja manchmal richtet sich die Hand beim Faustschluß kräftig mit auf, selbst wenn eine willkürliche Streckung derselben ganz unmöglich ist. Diesem Punkte kommt eine hohe theoretische Bedeutung zu.

Wenn ein Hemiplegiker den Arm nach vorne erheben und abduzieren soll, und diese Bewegung geschwächt ist, so sehen wir, daß er hierbei den Oberkörper stark nach hinten und nach der entgegengesetzten Seite neigt, dadurch kommt er dem beabsichtigten Effekt in zweckmäßiger Weise entgegen, er bringt den Arm indirekt in die verlangte Stellung im Raume. Soll ein Hemiplegiker, dessen Vorderarm gegen den Oberarm rechtwinklig flektiert steht, die Hand supinieren, also ihre Volarseite nach oben kehren, eine Bewegung, die bekanntlich bei der Hemiplegie stets beschränkt ist, so wird erstens der Oberarm stark an den Rumpf adduziert, eventuell wird der Ellbogen sogar vor die Brust gebracht, zweitens wird der Rumpf stark nach der gleichen Seite geneigt, auf welcher die Supination ausgeführt werden soll. Diese beiden Mitbewegungen haben den Sinn, daß sie die Hand indirekt in die verlangte Stellung drehen. Soll umgekehrt die Hand proniert, also ihre Volarseite nach unten bezw. unten außen gekehrt werden, so wird im Gegenteil der Oberarm abduziert und der Rumpf nach der entgegengesetzten Seite geneigt, wodurch die Handfläche in dem erforderlichen Sinne indirekt bewegt wird. Es handelt sich also in beiden Fällen um zweckmäßige Mitbewegungen.

Bekanntlich befällt die Hemiplegie vorzugsweise die Flexoren des Femur, des Unterschenkels und des Fußes und infolgedessen besteht beim Gange eine mehr oder weniger große Schwierigkeit, das Schwungbein von hinten nach vorn zu bringen und es im Knie und Fußgelenke zu beugen. Sind die Flexoren des Oberschenkels stark paretisch, so wird vor allem das Becken und mit ihm die ganze Wirbelsäule maximal gegen das Standbein extendiert. Dadurch kommt auch die dem Schwungbein entsprechende Beckenhälfte in eine größere Streckstellung zum Oberschenkel dieses letzteren, und damit werden Bedingungen geschaffen, welche für die Kraftentfaltung der Beuger desselben günstiger sind, indem deren Insertionspunkte verlängert werden. Außerdem wird hierdurch aber das Becken und mit ihm das Schwungbein direkt in dem erforderlichen Sinne nach vorne gegen das Standbein bewegt. Ferner wird nun das Becken so auf dem Standbein gedreht, daß die freie, dem Schwungbein entsprechende Hälfte, und mit dieser also letzteres selbst nach vorne kommt. Diese äußerst zweckmäßigen Mitbewegungen sind besonders bei doppelseitigen Affektionen der Pyramidenbahnen mit hochgradiger Schwäche der Flexores femoris recht ausgeprägt. Ist die Parese derselben geringer, so tritt bei der Aufgabe, den Oberschenkel möglichst ausgiebig gegen das Becken zu flektieren. wesentlich nur die energische Streckung des Beckens zutage. Soll ein Kranker mit ausgesprochener Schwäche der Flexores femoris den Oberschenkel beugen, während er sich in Rückenlage befindet, also das Bein erheben, so werden ebenfalls Becken und die Wirbelsäule kräftig extendiert, außerdem aber wird der ganze Rumpf und mit ihm das Becken so um die vertikale Achse gedreht, daß sich die Beckenhälfte, welche dem zu erhebenden Beine entspricht, und mit dieser letzteres selbst von der Unterlage abhebt. Wir sehen, also je nach dem Wechsel der äußeren Bedingungen wechseln auch z. T. die zweckmäßigen Mitbewegungen, welche der Organismus ausführt, um die verlangte Aufgabe zu erfüllen.

Wenden wir uns jetzt zu denjenigen zweckmäßigen Mitbewegungen, welche dazu dienen, die Parese der Flexoren des Knies auszugleichen. Ist die Parese sehr ausgesprochen, so wird der Unterschenkel beim Vorsetzen des Schwungbeins beim Gange nur wenig oder gar nicht gebeugt; damit das unverkürzte Schwungbein trotzdem Luft bekommt, wird Becken und Oberkörper auf dem Standbein nach der entgegengesetzten Seite verlegt und nun das Bein im Hüftgelenk nicht gerade nach vorn, sondern nach vorn und außen bewegt, es führt die bekannte Circumduktionsbewegung aus. Wird der Kranke expreß aufgefordert, während er sich in stehender Stellung befindet, den Unterschenkel so ausgiebig als möglich gegen den Oberschenkel zu beugen, so wird erstens der Oberschenkel, soweit dies möglich ist, kräftig gegen das Becken flektiert; durch diese Bewegung werden nämlich die Insertionspunkte des Semimembranosus, des Semitendinosus und des Biceps voneinander entfernt und dadurch ihre Kraftentfaltung erhöht. Außerdem aber wird das Becken und mit ihm der ganze Oberkörper erheblich auf dem Standbein vornüber geneigt. Durch diese Bewegung wird der Unterschenkel in dem erforderlichen Sinne nach hinten oben bewegt. Befindet sich der Kranke in Bauchlage und soll er in dieser Position den Unterschenkel flektieren, so treten folgende Mitbewegungen auf. Erstens wird der Fuß stark dorsalflektiert und zwar meistens mit überwiegender Wirkung des Tibialis anticus, also in Varusstellung (Strümpell). Bemerkenswert ist, daß diese Dorsalflexion des Fußes bei Intention den Unterschenkel zu flektieren auch dann stark ausgesprochen sein kann, wenn der Kranke ganz außerstande ist, den Fuß willkürlich zu beugen. Die Zweckmäßigkeit der gleichzeitigen Dorsalflexion des Fußes bei der Unterschenkelbeugung ergibt sich aus folgender Betrachtung. Bei der bestehenden Schwäche der Beuger des Unterschenkels werden natürlich alle diejenigen Muskelkräfte in Aktion versetzt, welche eine Flexion desselben überhaupt hervorbringen können. Dazu gehören auch die Gemelli, welche von dem unteren Femurende entspringen und am Calcaneus inserieren. Durch eine Dorsalflexion des Fußes wird nun der untere Insertionspunkt derselben vom oberen nicht unbeträchtlich entfernt und dadurch die Kraft der Gemelli erhöht. Von der Anspannung der Gemelli kann man sich übrigens leicht durch einfache Palpation überzeugen. Außer der Dorsalflexion des Fußes erfolgt nun fast regelmäßig noch eine andere Mitbewegung, nämlich auch wieder eine Flexion des Oberschenkels. Dies gibt sich zunächst dadurch zu erkennen, daß sich Femur und Becken in Winkel zueinander stellen und die Gegend der Leistenbeuge sich von der Unterlage in die Höhe hebt. Sehr oft kommt aber der Kranke noch des weiteren dadurch zu Hilfe, daß er den Oberschenkel nach außen rotiert und abduziert, da, wie ohne weiteres einzusehen, die Flexion des Oberschenkels gegen das Becken in dieser Stellung eine viel ausgiebigere sein kann. Aber in extremen Fällen hat es selbst dabei noch nicht sein Bewenden, sondern es wird der ganze Körper so um seine Längsachse rotiert, daß Rücken und Gesäß nach der anderen, gesunden Seite weisen, wodurch natürlich Becken und Oberschenkel der kranken Seite von der Unterlage abgehoben werden und nun eine noch weitere Flexion des letzteren gegen das erstere möglich ist. Die Flexion des Oberschenkels ist also das Wesentliche an der Mitbewegung, sie bezweckt einfach die Entfernung der Insertionspunkte des Semitendinosus, Semimembranosus und des Biceps, welche ja vom Becken entspringen und zur Kniekehle ziehen, also durch Flexion in der Hüfte verlängert werden.

Wenn der gleichfalls in Bauchlage befindliche Kranke den Unterschenkel wieder ausstrecken soll, so führt er bisweilen eine sehr charakteristische Mitbewegung aus. Allerdings tritt dieselbe nur auf, wenn der Quadriceps stärker paretisch ist, was bei Hemiplegie kaum der Fall zu sein pflegt, wohl aber bei doppelseitiger Pyramidenbahnaffektion vorkommt. Leistet man in diesen Fällen der aktiven Streckung des Unterschenkels Widerstand, so wird dabei der Oberschenkel energisch gegen das Becken nach hinten gestreckt und hebt sich infolgedessen von der Unterlage nicht unerheblich ab. In einem kürzlich von mir beobachteten Falle war das Bein, als der Unterschenkel am Ende seiner Streckung angelangt war, über anderthalb Hände breit von der Unterlage abgehoben. Durch die Streckung des Femur gegen das Becken wird der eine Muskelbauch des Quadriceps, der Rectus femoris, der bekanntlich von der Spina anterior inferior entspringt, verlängert und dadurch seine Kraftentfaltung erhöht.

Soll ein in Rückenlage befindlicher Hemiplegiker seinen Fuß dorsal flektieren, so gelingt dies bekanntlich meist nur in sehr geringem Umfange, dabei wird regelmäßig das gelähmte Bein im Knie und in der Hüfte mit gebeugt. Auf das fast gesetzmäßige Vorkommen dieser Mitbewegung bei Pyramidenbahnaffektionen hat L. Mann zuerst aufmerksam gemacht. Es ist aber zu betonen, daß die in Frage stehende Mitbewegung gar nicht selten auch unter normalen Verhältnissen erfolgt, besonders wenn der Fuß gegen Widerstand gebeugt werden soll. Aber die meisten Gesunden können diese Mitbewegung leicht unterdrücken, das ist aber dem Hemiplegiker unmöglich, anderenfalls kommt die Fußbeugung gar nicht zustande oder ist äußerst mangelhaft. Es fragt sich, ob wir die geschilderte Mitbewegung noch als zweckmäßig bezeichnen dürfen. Es werden durch sie weder die Insertionspunkte der Fußbeuger entfernt, also für die Kraftentfaltung derselben keine günstigeren Bedingungen geschaffen, noch wird der Fuß durch sie indirekt in dem erforderlichen Sinne bewegt. Die innere Bedeutung dieser Mitbewegung werden wir später in das rechte Licht setzen, wenn wir von der Theorie der Mitbewegungen im Zusammenhange handeln. Jedenfalls steht die geschilderte Mitbewegung auf der Grenze zwischen zweckmäßigen und unzweckmäßigen Mitbewegungen. Gehen wir zur Besprechung der letzteren, der unzweckmäßigen Mitbewegungen bei Erkrankung der Pyramidenbahn nunmehr über.

Es ist bei cerebraler Hemiplegie eine gewöhnliche Erscheinung, daß, wenn der Kranke mit dem gelähmten Glied eine bestimmte Bewegung intendiert, dabei ganz unbeteiligte Muskelgruppen in Spannung geraten. Wählen wir zunächst ein einfaches Beispiel von linkseitiger Hemiplegie. Will der Kranke die geschlossene Faust öffnen, was nur unvollkommen und mit größter Mühe geschieht, so gerät dabei der ganze linke Arm in eine Art Vibration, er wird von tonischen Zitterkrämpfen befallen. Außer dieser allgemeinen Anspannung aller Muskeln geraten nun noch besonders die Beuger des Vorderarms in Kontraktion, so daß sich letzterer gegen den Oberarm flektiert, der Oberarm gerät seinerseits in Abduktion. Ferner verzerrt sich nicht selten das Gesicht, das linke Bein wird, wenn der Patient auf dem Stuhle sitzt, vorgestreckt. Am rechten gesunden Arm beobachten wir eine ausgesprochene Mitbewegung in Gestalt einer Streckung und Spreizung der Finger; es erfolgt also hier dieselbe Bewegung, welche an der gelähmten Seite intendiert wird. Ähnliche Mitbewegungen treten auf, wenn der Kranke mit der Hand kräftig drücken soll. Allerdings sind die Mitbewegungen lange nicht in allen Fällen von Pyramidenbahnerkrankung ebenso intensiv und ebenso extensiv wie in dem gewählten Beispiel.

Unser Kranker ist ferner außerstande, einzelne Finger zu flektieren oder zu extendieren; gibt er sich noch so große Mühe den Zeigefinger allein zu beugen, so beugen sich alle Finger in gleichem Maße mit und der Daumen schlägt sich in die Hohlhand ein. Diese Mitbewegungen der anderen Finger bei der Absicht, einen Finger allein zu bewegen, sind fast bei jeder cerebralen Hemiplegie ganz gewöhnlich zu beobachten. Nach einem Stadium gänzlicher Bewegungslosigkeit kommt eine Periode, wo die Finger wieder ganz gut gebeugt werden können, aber es besteht die Unmöglichkeit, einen Finger allein

zu bewegen. Mit fortschreitender Wiederkehr der Kraft der Fingerbeuger nehmen auch die Mitbewegungen an Intensität ab, ganz verschwinden sie selten und nur dann, wenn es zu einer totalen Resti-
tution kommt. Nicht zu vergessen ist, daß auch viele Gesunde bei
der Beugung eines Fingers die anderen etwas mitbewegen.

Auf einer Mitbewegung des Daumens bei Beugeintention der
übrigen Finger beruht auch eine bei Hemiplegie ungeheuer oft zu
konstatierende Erscheinung, nämlich die Unfähigkeit, die Hand zu
schließen, ohne daß sich gleichzeitig der Daumen in die Hohlhand einschlägt, selbst wenn derselbe vorher abduziert und extendiert war.

Es kommt manchmal vor, daß bei einer bestimmten Bewegungsintention, namentlich wenn die betreffenden Agonisten nahezu vollständig
gelähmt sind, die beabsichtigte Bewegung überhaupt nicht zustande
kommt; vielmehr geraten die Antagonisten in starke Spannung und
es erfolgt gerade die gegenteilige Bewegung. Diese Mitbewegung ist
also nicht nur unzweckmäßig, sondern direkt zweckwidrig. Nicht
allzu selten habe ich beobachtet, daß bei einer starken Parese der
Daumenstrecker, bei dem Versuch den Daumen zu strecken und zu
spreizen, im Gegenteil eine Flexion erfolgte und der Daumen sich
noch mehr als vorher in die Hohlhand einschlug. Oder es kommt vor,
daß bei dem Versuch die Faust zu öffnen, die Finger im Gegenteil
noch fester zur Faust geschlossen werden. Auf derartige zweckwidrige
Mitbewegungen seitens der Antagonisten haben schon früher Noth-
nagel und Hitzig aufmerksam gemacht. Ersterer beschreibt einen
Fall, in welchem bei dem Versuch den Vorderarm zu strecken oder
zu beugen, allemal zuerst die Antagonisten in Spannung gerieten und
eine der beabsichtigten entgegengesetzte Bewegung hervorriefen. Erst
allmählich kam es auch zu einer geringen Exkursion im Sinne der
Intention.

Wenden wir uns zur unteren Extremität. Fast bei jeder willkürlichen Bewegung derselben treten bei der Hemiplegie unzweckmäßige Mitbewegungen auf. Ja es kommt auch hier bisweilen zu
zweckwidrigen Innervationen. Einzelne Male habe ich bei totaler
Lähmung der Dorsalflexoren des Fußes beobachtet, daß bei dem Versuche, den Fuß zu beugen, lediglich die Plantarflexoren desselben einen
locomotorischen Effekt entfalteten. Eine analoge, effektwidrige Mitbewegung kam zustande, wenn der Kranke den Unterschenkel gegen
den Oberschenkel beugen sollte; es kam dann momentweise zu einer
Streckung desselben. Solche effektwidrige Mitbewegungen sind aber
an der unteren Extremität selten und sicher noch seltener als an der
oberen.

Die Plantarflexion des Fußes gelingt bei der Hemiplegie ohne wesentliche Mühe, wenn aber passiver Widerstand geleistet wird, so beobachten wir, daß auch der Quadriceps in starke Kontraktion gerät; die Patella wird nach oben gezogen, Oberschenkel und Becken werden kräftig gegeneinander extendiert, so daß sich manchmal sogar das Gesäß auf dieser Seite von der Unterlage abhebt. Außerdem beobachten wir bei der Plantarflexion des Fußes ziemlich konstant eine Mitbewegung der großen Zehe in Gestalt einer energischen Dorsalflexion derselben. Diese sehen wir fast allemal auftreten, wenn der Fuß sich vorher in Dorsalflexion befunden hat und nun in Plantarflexion übergeht. Sie ist bei länger bestehenden Hemiplegien und bei doppelseitigen Pyramidenbahnaffektionen fast konstant. Strümpell hat auf eine Dorsalflexion der großen Zehe beim Erheben des ganzen Beins aufmerksam gemacht, ich habe sie hierbei immer nur dann beobachtet, wenn der Fuß gleichzeitig in stärkere Plantarflexion überging, erstere ist an letztere gebunden und aus ihr zu erklären. Darüber später!

Wenn ein Hemiplegiker beim Gehen das Schwungbein absichtlich recht hoch ziehen, also in allen drei Gelenken ausgiebig beugen soll, eine Bewegung, welche täglich zur Besserung der Gehfähigkeit geübt wird, so gerät bei der Anstrengung, welche dazu gemacht wird, jedesmal der gelähmte Arm in ausgiebige Mitbewegung: die Faust wird krampfhaft geballt, auf der Höhe der Anstrengung beugt sich die Hand gegen den Vorderarm, dieser letztere flektiert sich gegen den Oberarm und dieser wiederum wird abduziert; der Kranke verzieht das Gesicht und streckt die Zunge vor.

Je stärker die Lähmung und je größer die Willensanstrengung, um so ausgiebiger die Mitbewegungen. In einem Falle von spastischer Spinalparalyse mit nahezu kompleter Lähmung der Beinverkürzer, sah ich, wie die gesamte Muskulatur des Körpers in Mitbewegung geriet, wenn der Kranke das Schwungbein von hinten nach vorne bringen wollte. Abgesehen von den zweckmäßigen Mitbewegungen, die das Becken dabei ausführte, wurde die ganze Wirbelsäule, Nacken und Kopf maximal bis zum Opisthotonus extendiert; beide Arme gerieten in starke Vibration, in dem alle Muskeln derselben sich anspannten, das Gesicht zeigte Mitbewegungen, und sehr oft kam es zu explosionsartigen Ausbrüchen von Grunzlauten und Lachen auf der Höhe der Anstrengung. Letzteres habe ich bei Hemiplegie nie beobachtet, wohl aber wiederholt bei multipler Sklerose, wenn die Bewegungsfähigkeit der unteren Extremitäten fast aufgehoben war.

Unter den Mitbewegungen, welche wir bei Erkrankung der Pyramidenbahn auftreten sehen, beanspruchen zweifellos diejenigen das meiste theoretische Interesse, welche auf der Kontraktion der homologen Muskelgruppe der gegenüberliegenden Seite beruhen. Angedeutet sind sie in fast jedem Fall und treten meist deutlich in Erscheinung, sobald man die betreffende Bewegung der gelähmten Seite gegen Widerstand ausführen läßt. So erfolgt bei Hemiplegie beim Faustschluß auf der kranken Seite ungemein oft eine Flexion der Finger auch auf der gesunden Seite, beim Faustöffnen auf der kranken Seite eine Streckung der Finger und Spreizung derselben auf der gesunden Seite; soll der Daumen opponiert werden, so ist diese Bewegung auch auf der anderen Seite angedeutet. Ich behandle zur Zeit einen Kranken mit rechtsseitiger Hemiplegie, bei dem sich durch fortgesetzte Übung die Bewegungsfähigkeit sehr gebessert hat. Wenn der Kranke sich mit der rechten Hand den Rock zuknöpft, so führt die linke Hand genau die analogen Bewegungen aus. Ebenso steht es bei anderen Manipulationen. Weniger ausgeprägt sind die kontralateralen Mitbewegungen bei Bewegungen im Ellbogen- und Schultergelenk, doch tritt z. B. bei Flexion des kranken Vorderarms gegen Widerstand nicht allzu selten eine leichte Flexion auch auf der gesunden Seite auf. Sehr häufig dagegen ist bei Dorsalflexion des Fußes auf der kranken Seite eine solche auch auf der gegenüberliegenden Seite zu erkennen. Ähnliches gilt von der Plantarflexion des Fußes, allerdings habe ich hierbei eine Mitbewegung auf der Gegenseite nur bei doppelseitiger Pyramidenbahnerkrankung gesehen. Übrigens streckte sich hierbei nicht nur der andere Fuß mit, sondern auch die große Zehe desselben geriet ebenso wie die des willkürlich bewegten Fußes in deutliche Dorsalreflexion.

Die bisher besprochenen unzweckmäßigen Mitbewegungen bei Erkrankung der Pyramidenbahn haben alle eine mehr oder weniger enge Beziehung zur Parese, sie entspringen aus der Verstärkung des Willensimpulses, welche statt hat, um den paretischen Muskel zur Aktion zu bringen.

Es gibt nun aber noch eine andere Gruppe von unzweckmäßigen Mitbewegungen bei Pyramidenbahnaffektionen, die auftreten, ohne daß eine Parese des zur Bewegung erforderlichen Muskels vorliegt und ohne daß eine Verstärkung des Willensimpulses nötig ist. Besonders ist es wieder die homologe Muskelgruppe der anderen Seite, welche in Mitkontraktion gerät.

So sah ich wiederholt in Fällen von multipler Sklerose, wo nicht die geringste Schwäche der Dorsalflexion des Fußes bestand, daß, wenn ein Fuß gebeugt wurde, dabei ganz unwillkürlich gleichzeitig eine ausgiebige Dorsalflexion auf der anderen Seite erfolgte, die nur teilweise von dem Kranken unterdrückt werden konnte. Zu betonen ist, daß die Muskeln auch auf der gegenüberliegenden Seite nicht paretisch waren, wohl aber bestanden auf beiden Seiten deutliche Zeichen der Pyramidenbahnerkrankung, nämlich gesteigerte Reflexe und spastischer Bewegungswiderstand der Muskeln. Hierher gehört ferner die Tatsache, daß oft bei cerebraler Hemiplegie Mitbewegungen auf der gelähmten Seite auftreten, wenn mit der gesunden eine bestimmte Bewegung intendiert wird. Auf dieses Vorkommen hat zuerst Westphal die Aufmerksamkeit gelenkt; höchst bemerkenswert ist, daß diese Mitbewegungen auf der gelähmten Seite auch in den Fällen auftraten, in welchen die willkürliche Beweglichkeit der Muskeln auf derselben ganz erloschen war. Ich kann dies Verhalten durchaus bestätigen. Bei vielen Hemiplegikern erfolgt, wenn sie die gesunde Faust schließen, die gleiche Bewegung auf der gelähmten Seite, beim Öffnen der gesunden Hand findet eine deutliche Streckung der Finger auf der kranken Seite statt, bei Beugung des gesunden Fußes beugt sich auch der kranke, und zwar auch dann, wenn letzterer seinerseits willkürlich gar nicht gebeugt werden kann. Die Anstrengung, welche solche Kranke bei den willkürlichen Bewegungen auf der gesunden Seite machen, ist keineswegs größer als die in gesunden Tagen und dennoch erfolgt eine deutliche Mitbewegung auf der anderen, kranken Seite. Die Mitbewegung hat also wieder keine Beziehung zu einem vermehrten Willensimpuls, sondern zu der erhöhten Reflexerregbarkeit der Muskeln auf der kranken Seite. Wie Monakow hervorhebt, führt nicht immer gerade die homologe Muskelgruppe der kranken Seite Mitbewegungen aus, sondern andere Muskeln geraten in Aktion; so erfolgt beim Faustschluß auf der gesunden Seite eine Streckung und Spreizung der Finger auf der kranken Seite, manchmal sollen sogar der Vorderarm und Oberarm der kranken Seite deutliche Mitbewegungen dabei ausführen. Überhaupt ist es durchaus nicht allein die homologe Muskelgruppe der anderen Seite, welche bei einer Bewegung in Kontraktion gerät, sondern oft kommt es zu Mitbewegungen in den verschiedensten Körperteilen. Voraussetzung dafür, daß eine Muskelgruppe in Mitkontraktion gerät, ist dabei immer eine erhöhte Reflexerregbarkeit derselben (gesteigerte Sehnenreflexe, spastischer Bewegungswiderstand). So kommt es namentlich bei multipler Sklerose mit Pyramidenbahnerkrankung ohne Paresen zu weit entlegenen Mitbewegungen; während z. B. das rechte Bein erhoben wird, was mühelos geschieht, so dreht sich das linke Bein um seine Längsachse hin und her, die Bauchmuskeln führen rhythmische Zuckungen aus, die Arme heben sich in die höhe, der Kopf zittert hin und her u. s. w. Auch bei Littlescher Krankheit treten oft ungemein extensive Mitbewegungen auf, die in keiner Beziehung zu der nur geringen Parese der Muskeln stehen. Die größte Extensität der Mitbewegungen bei willkürlichen Bewegungen der oberen Extremität habe ich bei einem Knaben mit Littlescher Krankheit, also mit einer angeborenen, doppelseitigen Pyramidenbahnaffektion beobachtet. Wenn der Knabe mir die rechte Hand reichte, so traten dabei Mitbewegungen in fast allen Teilen des Körpers auf: Der linke Arm wurde abduziert, der Vorderarm beugte sich gegen den Oberarm, die Finger wurden extendiert und gespreizt; beide Beine fuhren in die Luft, der Kopf beugte sich nach vorne über, der Mund wurde breit gezogen, überhaupt das Gesicht verzerrt, die Zunge machte eigentümliche Schnalzbewegungen. Dabei war die Kraft des Armes, welchen er mir reichte, keineswegs sehr herabgesetzt. Wohl aber bestand in allen Muskeln eine sehr erhöhte Reflexerregbarkeit (Steifigkeit). Wenn der Knabe ein Bein erheben sollte, so hob sich jedesmal auch das andere Bein in die Höhe und zwar nahezu ebenso hoch als das erstere, er war ganz außerstande, ein Bein allein zu erheben; dabei war die grobe Kraft der Flexoren des Oberschenkels gar nicht wesentlich herabgesetzt, und die Anstrengung, welche es den Kleinen kostete, um das Bein zu erheben, war gar keine übermäßige.

Wir treffen also bei Pyramidenbahnaffektionen auf zwei ihrer Genese nach verschiedene Gruppen von Mitbewegungen. Die erste Gruppe umfaßt die Mitbewegungen, welche auftreten, wenn ein paretischer Muskel in Aktion versetzt werden soll, also dazu eine Verstärkung des Willensimpulses stattfindet. Die zweite Gruppe umfaßt die Mitbewegungen, welche daraus entspringen, daß bei einer Bewegung eine ganze Anzahl von Muskeln reflektorisch mitinnerviert werden.

Bisher haben wir nur die Mitbewegungen ins Auge gefaßt, welche bei willkürlichen Bewegungen auftreten; wenden wir uns jetzt zu denen, welche bei Reflexbewegungen entstehen.

Einzelne Autoren (Leyden, Strümpell, Oppenheim, Monakow) erwähnen, daß in Fällen von Hemiplegie oder doppelseitiger Affektion der Pyramidenbahn, z. B. beim Niesen oder beim Gähnen, manchmal in den gelähmten spastischen Gliedern starke Mitbewegungen entstehen. Bisweilen werden dieselben förmlich emporgeschleudert, auch wenn sie sonst willkürlich gar nicht oder kaum zu bewegen sind. Der Niesreiz löst also hier eine Reflexbewegung aus, die die normale an Extensität entschieden übertrifft und zwar geraten gerade solche Muskelgruppen in Aktion, die sich im Zustande des Spasmus befinden.

Leyden erwähnt ferner, daß in Fällen von frischer Hemiplegie, wo das betroffene Bein überhaupt noch keine Bewegungen ausführt,

eine Anzahl von hintereinander in die Fußsohle des gelähmten Beins
applizierten Stichen, keinerlei Reaktion auf dieser Seite auslöst, wohl
aber kommt es manchmal zu deutlichen Bewegungen seitens des
anderen gesunden Beins. Ich kann die Tatsache als solche durchaus
bestätigen, halte aber die reflektorische Natur der Bewegung nicht für
erwiesen. Ich glaube vielmehr, daß der Kranke auf die Stiche hin
willkürliche, wenn auch erfolglose, Anstrengungen macht, die ge-
stochene Fußsohle zurückzuziehen und daß sich dabei einfach Mitbewegungen auf der anderen Seite zeigen. Auch für die Fälle, in denen
bei peripheren Reizen. die das kranke Bein treffen, Mitbewegungen im
kranken Arm auftreten, halte ich die eben aufgeführte Erklärung für
die richtige, und die rein reflektorische Entstehung der Mitbewegung
nicht für erwiesen.

Streicht man über die Fußsohle mit dem Nagel rasch hin, so
beugt sich bekanntlich bei Affektionen der Pyramidenbahn die große
Zehe dorsalwärts, die übrigen Zehen führen entweder dieselbe Bewegung aus, oder sie beugen sich plantarwärts. Gar nicht selten beugt
sich aber bei dem genannten Hautreiz die ganze untere Extremität
im Fuß-, Knie- und Hüftgelenk gleichzeitig, auch dann, wenn es dem
Kranken ganz unmöglich ist, diese Bewegung willkürlich auszuführen.
Das Zurückziehen des ganzen Beins ist in diesen Fällen sicher eine
Reflexbewegung, aber wir dürfen darin eigentlich keine Mitbewegung,
vielmehr eine ausgiebigere, zweckmäßige Reflexabwehrbewegung sehen.
Wohl aber handelt es sich um eine Mitbewegung, wenn bei dem genannten Hautreiz auch die große Zehe der gegenüberliegenden Seite
dorsalflektiert wird, was ich in Fällen doppelseitiger Pyramidenbahnerkrankung wiederholt beobachtet habe. Desgleichen habe ich dabei
gefunden, daß Beklopfen einer Quadricepssehne manchmal nicht nur
in dem zugehörigen Muskel, sondern auch dem der gegenüberliegenden Seite deutliche Zuckungen auslöste. In einem Fall von spastischer Spinalparalyse beugte sich regelmäßig, wenn man den Fuß
passiv plantarflektierte, nicht nur die große Zehe derselben, sondern
auch die der gegenüberliegenden Seite dorsalwärts. Bei einem Kinde,
das an cerebraler Hemiplegie litt, war die passive Extension der gesunden Hand jedesmal von der analogen Bewegung auf der kranken
Seite begleitet. Es sei hier nochmals daran erinnert, daß derartiges
gelegentlich bei Gesunden beobachtet worden ist. Um vollständig zu
sein, muß auch erwähnt werden, daß bei veralteten Hemiplegien bei
passiver Extension der Hand sich die Finger stark in die Hohlhand
krallen; durch die Handstreckung werden die Fingerbeuger gedehnt
und dieser Dehnungsreiz löst eine Kontraktion der gedehnten Muskeln
aus. Umgekehrt werden bei passiver Beugung der Hand die ersten

Phalangen extendiert, und bei Extension der Grundphalangen der Finger werden die zweite und dritte flektiert; in beiden Fällen löst die Dehnung der Muskeln reflektorisch eine Kontraktion derselben aus. Manchmal kommt auch das Umgekehrte zur Beobachtung, daß nämlich bei passiver Flexion der Finger die Hand extendiert, bei passiver Extension der Finger die Hand flektiert wird. Manchmal ist die bei passiver Fingerbewegung entstehende Handbewegung sogar recht energisch und ausgiebig. Auch an der unteren Extremität habe ich Ähnliches beobachtet. In einem Falle von spastischer Spinalparalyse, in dem jede willkürliche Bewegung seitens der Beuger des Ober-, Unterschenkels und Fußes aufgehoben war, beugte sich jedesmal, wenn man den Oberschenkel etwas energisch gegen das Becken flektierte, der Unterschenkel und der Fuß kräftig mit. Diesen Mitbewegungen der Hand bei passiver Fingerbewegung und des Fußes und Unterschenkels bei passiver Bewegung des Oberschenkels gebührt insofern ein besonderer Platz, als es sich um die nämlichen Mitbewegungen handelt, welche auch bei willkürlichen Bewegungen der Finger und des Femur auftreten und die wir als zweckmäßig bezeichnet haben. Insofern diese Mitbewegungen hier auf dem Wege des Reflexes bei passiver Ausführung der Hauptbewegung entstehen, könnte man sie als zweckmäßige Reflexmitbewegungen bezeichnen.

———

IV.

Mitbewegungen bei Tabes dorsalis.

———

Unzweckmäßige Mitbewegungen gehören nach meiner Erfahrung durchaus zum klinischen Bilde der tabischen Bewegungsstörung. ·B. Stern hat auf ihr Vorkommen aufmerksam gemacht und Leyden sie gelegentlich erwähnt; nirgends aber ist ihre Konstanz betont und ein Versuch gemacht worden, sie zu deuten.

Wir haben an anderem Orte ausgeführt, daß es für die tabische Bewegungsstörung charakteristisch ist, daß, wenn eine willkürliche Bewegung ausgeführt werden soll, nicht nur die eigentlichen Hauptagonisten eine übermäßige Spannung entwickeln, sondern auch eine größere Anzahl anderer Muskeln, die an sich zur beabsichtigten Bewegung in gar keiner Beziehung stehen, sich kontrahieren. Es be steht also ein Übermaß an Innervation der Intensität und Entensität nach.

Soll z. B. ein Tabiker, der sich in Rückenlage befindet, das Bein gerade nach oben heben, so werden erstens die Flexoren des Oberschenkels in rapide und übergroße Spannung versetzt, daher die Schleuderbewegung. Außerdem aber kontrahiert sich der Quadriceps übermäßig, der Fuß wird energisch ausgestreckt, nicht selten führt auch das andere Bein Bewegungen aus, es wird um seine Längsaxe gedreht, manchmal erhebt es sich mit von der Unterlage, der Fuß desselben führt eine Dorsalflexion oder eine Plantarflexion aus.

Besonders ausgesprochen werden die Mitbewegungen, wenn die verlangte Muskelleistung eine größere Anstrengung erfordert, also wenn z. B. das erhobene Bein wieder langsam heruntergelegt werden soll. Bei einem Kranken sah ich bei dieser Bewegung nicht nur Mitbewegungen wie die soeben beschriebenen in den unteren Entremitäten, sondern auch solche in den oberen auftreten. Die Finger extendierten sich unter gleichzeitiger Spreizung, die Hand flektierte sich zumeist, manchmal erhob sich der ganze Arm von der Unterlage. Die Bauchmuskeln kontrahierten sich energisch mit, das Gesicht verzerrte sich, die Zunge führte eigentümliche Rollungen aus, kurz die gesamte Muskulatur des Körpers geriet in Empörung. Ähnliche Zustände, wie der geschilderte, mögen wohl Duchenne und Jaccoud im Auge gehabt haben, wenn sie, der erstere von einer folie musculaire, der letztere von einer anarchie musculaire sprechen. Noch erheblicher waren die Mitbewegungen, wenn der Kranke beim Gange ein Bein vorsetzte. Dabei gerieten die Muskeln des Stützbeins in starke Unruhe, der Rumpf wurde durch heftige Muskelkontraktionen in starke Erschütterung versetzt, ebenso geriet der Kopf in deutliche Unruhe, das Gesicht verzerrte sich, die Arme führten förmliche Schleuderbewegungen aus. Alle diese Mitbewegungen entgingen dem Kranken durchaus; er hatte von ihrem Auftreten nur insofern Kenntnis, als er sie sah. sie cessierten sämtlich sofort, sobald die willkürliche Bewegungsintention aufhörte.

Eine ganz gewöhnliche Erscheinung bei Tabikern, deren obere Extremitäten von der Bewegungsstörung befallen sind, ist die, daß, wenn der Kranke den Zeigefinger allein flektieren will, dabei allemal die anderen Finger dieselbe Bewegung ausführen. Oder wenn der Daumen dem Kleinfinger opponiert werden soll, so beugen sich die anderen Finger in die Hohlhand und schieben sich hindernd zwischen Daumen und Kleinfinger in den Weg. Sehr oft beugt sich auch die Hand dabei gegen den Vorderarm und es kommt gelegentlich sogar zu Bewegungen des Vorder- und Oberarms.

Die Mitbewegungen sind allemal dann stärker, wenn die Aufgabe schwieriger ist oder wenn die Intensität der Muskelanspannung wächst.

Wenn der Kranke sich absichtlich Mühe gibt die Mitbewegungen zu unterdrücken, also z. B. bei der Opposition des Daumens die übrigen Finger unbewegt zu lassen, so ereignet es sich gar nicht selten, daß nun auch der Daumen in Ruhe bleibt, sobald er sich wieder bewegt, bewegen sich auch die anderen Finger wieder mit.

Wir könnten noch zahlreiche andere Mitbewegungen beschreiben. Doch genügen die wenigen Beispiele vollständig, um das Charakteristische der Mitbewegungen bei Tabes darzulegen. Sie treten immer nur auf und halten so lange an, als die willkürliche Intention andauert. Dabei ist es einerlei, ob die Intention darauf gerichtet ist, ein Glied in Ruhe zu halten oder eine bestimmte Bewegung auszuführen. Allemal irradiiert der motorische Impuls auf mehr oder weniger weit entlegene Muskeln, die zur Erfüllung der beabsichtigten Aufgabe nichts beitragen. Vielmehr bedeuten diese Mitbewegungen einen oft recht beträchtlichen überflüssigen Energieverbrauch, der rasch Ermüdung, ja völlige Erschöpfung herbeiführt. Wir müssen diese Mitbewegungen als pathologische unzweckmäßige Mitbewegungen bezeichnen.

Ihre Deutung wird uns später noch eingehend beschäftigen. Hier sei nur ihre enge Beziehung zu den Störungen der Sensibilität erwähnt. Stets habe ich an den Gliedern oder Gliedabschnitten, welche stärkere Mitbewegungen ausführten, deutliche Störungen der tiefen Sensibilität, d. h. also der Gelenk-, Muskel-, Sehnen- und Knochensensibilität, gefunden. In den Fällen, wo bei Bewegungen mit dem Bein auch die Finger oder die Arme Mitbewegungen ausführten, waren im letzteren stets Anomalien der Sensibilität vorhanden; in jenem, oben eingehend geschilderten Fall, wo die gesamte Muskulatur des Körpers in Aufruhr geriet, waren tiefe Sensibilitätsstörungen über den ganzen Körper ausgebreitet. Je schwerer die Schädigung der Sensibilität, um so größer die Tendenz eines Gliedes, Mitbewegungen auszuführen.

Ähnliche Mitbewegungen wie bei Tabes dorsalis, wenn auch nicht ganz so extensiv, kommen auch vor bei Erkrankungen der cerebropetalen sensiblen Bahn, die nicht tabischen Ursprungs sind. Namentlich kommen Herderkrankungen in der Medulla oblongata, in der Pons, im Thalamus opticus, in der inneren Kapsel und in der Hirnrinde in Betracht.

V.

Mitbewegungen bei Chorea.

Selbstverständlich rechnen wir diejenigen Bewegungen, welche bei der Chorea auch auftreten, wenn der Kranke vollständig ruhig im Bett liegt und überhaupt eine Bewegung, beziehungsweise die Gleichgewichtserhaltung eines Gliedes nicht intendiert, nicht zu den Mitbewegungen. Diese unabhängig von einer Intention auftretenden Bewegungen und Muskelzuckungen sind Reizerscheinungen, oder besser gesagt Spontanbewegungen, aber keine Mitbewegungen. Die Tatsache, daß solche Spontanbewegungen bei Chorea vorkommen, ja sogar das eigentlich prädominierende Symptom bilden, erschwert die Beurteilung der bei der Chorea ebenfalls zur Beobachtung kommenden Mitbewegungen sehr. Denn wenn bei der Ausführung einer intendierten Bewegung außer den eigentlichen Agonisten noch eine ganze Reihe von Muskeln in Zuckung geraten, welche ohne Beziehung zur beabsichtigten Bewegung sind, so hat man sich immer noch zu fragen, ob diese Zuckungen einfach gleichzeitig erfolgende Spontanbewegungen sind, also auch ohne die Intention erfolgt sein würden, oder ob sie aus einer abnormen Irradiation des für die Bewegung notwendigen Innervationsimpulses entspringen, also ohne die Intention nicht zustande gekommen wären. Diese Schwierigkeit der Unterscheidung ist in Choreafällen, wo die motorische Unruhe sehr groß ist, manchmal unüberwindlich.

Leichter ist es in Fällen, wo die Spontanbewegungen in der Ruhe weniger ausgesprochen sind. Wir wollen ein Beispiel wählen: Ein Kind liegt im Bett, ab und zu wird der eine oder andere Fuß dorsalflektiert und gleich darauf wieder plantarflektiert, die Zehen werden gebeugt und alsbald wieder gestreckt, das ganze Bein macht kurze ruckartige Rotationen um seine Längsachse. Die Arme liegen ruhig zur Seite des Rumpfes, gelegentlich wird der eine oder andere Finger gestreckt, auch die Hand wird ab und zu extendiert. Soviel über die Spontanbewegungen. Fordern wir nunmehr das Kind auf, ein Bein in die Luft zu erheben, so geraten sofort alle vier Extremitäten, Gesicht, Kopf und Rumpf in Bewegung. Zunächst kontrahieren sich an dem erhobenen Bein alle möglichen Muskelgruppen mit. Der Fuß wird entweder maximal dorsal- oder plantarflektiert, die Zehen werden gebeugt oder gestreckt. Der Quadriceps kontrahiert sich energisch. Ähnliche Mitbewegungen finden am anderen Bein statt, dasselbe wird sogar manchmal etwas miterhoben; die Bauchmuskeln spannen sich an. Die beiden Hände extendieren sich, ebenso die Finger zumeist unter gleichzeitiger Spreizung; die Vorderarme werden gegen die Oberarme flektiert, der Oberarm abduziert sich, im Gesicht folgt eine Grimasse der anderen, die Zunge wird herausgestreckt, der Kopf wird verdreht, der Rücken streckt sich, Grunzlaute werden hervorgestoßen, kurz, es bleibt kaum ein Körperteil in Ruhe. Selbstverständlich erfolgen nicht alle diese Mitbewegungen gleichzeitig, sondern sie folgen in mannigfacher Kombination eine der anderen. Mit der Bewegungsintention hören auch die Mitbewegungen sofort auf und nur die geringen Spontanbewegungen dauern fort, welche oben geschildert worden sind. Die Mitbewegungen unterscheiden sich übrigens von den Spontanbewegungen meist äußerlich dadurch, daß letztere ausfahrend und schleudernd sind und die einzelne Bewegung rasch abgelaufen ist, während erstere langsamer, aber anhaltender sind.

Ähnliches sehen wir auftreten, wenn das Kind mit seiner Rechten unsere Hand drücken soll. Sofort gerät wieder die ganze Muskulatur des Körpers in Unruhe und es treten ähnliche Bewegungen wie die soeben beschriebenen auf, um sofort wieder aufzuhören, wenn der Händedruck nachläßt.

In einer derartigen Zunahme der Unruhe bei einer Bewegungsintention können wir echte Mitbewegungen sehen und zwar handelt es sich, da alle diese Mitbewegungen in keiner Weise an dem Zustandekommen der beabsichtigten Bewegung teilhaben, um pathologische unzweckmäßige Mitbewegungen.

Es kommt, namentlich in schweren Choreafällen, vor, daß die beabsichtigte Bewegung zunächst gar nicht zustande kommt, es erfolgt eine Anzahl anderer motorischer Ausschläge, bis dann gelegentlich auch der verlangte stattfindet, ohne aber bestehen zu bleiben. Soll z. B. die Faust geballt werden, so vergeht unter Umständen eine ganze Weile, bis dies geschieht, während der die Beine in die Luft fahren, die Arme emporschnellen, Kopf und Rumpf polichinellenhafte Bewegungen ausführen; auf einmal erhalten auch die Flexores digitorum einen Impuls, die Finger beugen sich, aber im nächsten Moment versagt der Impuls auch schon wieder, die Mitbewegungen dauern fort, die Hand schließt sich ein zweites Mal, um sich aber alsbald wieder zu öffnen. Mit anderen Worten, der Impuls gelangt nicht prompt an die richtige Adresse, die Innervation der erforderlichen Muskeln ist mehr eine zufällige, flüchtige. Statt dessen werden zahlreiche andere Muskeln innerviert.

So stark wie in dem beschriebenen Fall sind nun die Mitbewegungen keineswegs in allen Fällen von Chorea ausgeprägt, sondern nur in schweren Formen. Wohl aber habe ich sie bisher in keinem Falle ganz vermißt. Wenn die Spontanbewegungen bereits längere Zeit gänzlich aufgehört haben, lassen sich noch lange Reste von Mitbewegungen nachweisen. Läßt man sich von dem Kranken die Hand drücken, so führt der Arm leichte Rotationen um die Längsachse aus, das Gesicht wird verzogen, die Zehen flektieren sich und die Fußspitze wippt etwas vom Boden auf. Sind auch diese Mitbewegungen verschwunden, so bleibt immer noch als letzter Rest eine Mitbewegung auf der anderen Seite: beim Händedruck krümmen sich die Finger der anderen Seite deutlich mit (Wernicke).

Interessant sind in dieser Beziehung die Fälle von halbseitiger Chorea, einerlei, ob es sich um die Hemichorea postapoplectica oder um die halbseitige Form der Chorea minor handelt. Werden auf der kranken Seite Bewegungen ausgeführt, so sind auf derselben deutliche Mitbewegungen zu konstatieren, dagegen bleibt die gesunde Seite so gut wie frei davon. Werden dagegen mit der gesunden Seite Bewegungen ausgeführt, so gerät die kranke in deutliche Mitbewegung. Gerade in den Fällen von halbseitiger Chorea läßt sich, wenn die eigentlichen Spontanbewegungen schon längere Zeit aufgehört haben, beim Faustschluß mit der gesunden Hand immer noch die gleiche Mitbewegung auf der kranken Seite feststellen, nicht aber das Umgekehrte. Ein gleiches gilt vom Öffnen der Faust, vom Beugen des Fußes, vom Strecken desselben und anderen Bewegungen.

* * *

VI.

Mitbewegungen bei progressiver Paralyse, Alkoholismus, Idiotie und bei Motilitätspsychosen.

Allgemein bekannt sind die Mitbewegungen, welche ein Paralytiker macht, wenn er z. B. seine Zunge zeigen soll. Ganz abgesehen davon, daß den Zungenmuskeln selbst meist übermäßig starke Impulse zufließen, werden auch die Gesichtsmuskeln in einer die Norm überschreitenden Weise mitinnerviert, die Augen werden weit aufgerissen, das Gesicht wird verzogen, der Kopf wird stark nach hinten geneigt, der Kiefer abnorm weit geöffnet und hin und her geschoben. Ja gelegentlich werden dabei auch die Finger gebeugt oder gespreizt, der Arm verdreht, auch die Zehen und der Fuß geraten in Mitbewegung. Zu bemerken ist, daß diese Mitbewegungen auftreten, ohne daß die geringste Parese der Zungenmuskulatur vorzuliegen braucht, ebenso können Zeichen erhöhter Reflexerregbarkeit oder Störungen der Sensibilität fehlen.

Wir sehen nicht selten, daß beim Sprechen abnorme Mitbewegungen auftreten, das Gesicht wird ungebührlich verzogen, die Augen aufgerissen, kurz, es kommt zu ganz ähnlichen Mitbewegungen wie beim Zeigen der Zunge. Auch bei Bewegungen mit den Armen und mit den Beinen, namentlich bei Wiederstandsbewegungen, breitet sich der Impuls auf weit entfernt liegende Muskelgruppen aus. Beim Händedruck geraten die ganzen Arme in Vibration, die Schultern werden gehoben, das Gesicht wird verzogen, die Zunge vorgestreckt. Ähnliches sieht man bei Widerstandsbewegungen am Bein. Besonders treten beim Schreiben und anderen Manipulationen ausgebreitete Mitbewegungen auf. Diese Mitbewegungen sind durchweg unzweckmäßige, ihre Intensität und Extremität ist von Fall zu Fall sehr verschieden. Hervorzuheben ist, daß für ihr Auftreten nicht etwa ein paretischer Zustand der jeweilig innervierten Muskelgruppe Bedingung ist, sie sind auch ganz unabhängig von einer erhöhten Reflexerregbarkeit der Muskeln; auch an Störungen der Sensibilität sind sie nicht gebunden.

Ähnliche Mitbewegungen beobachten wir bei Alkoholisten; auch hier fallen namentlich die starken Mitbewegungen des Gesichtes und des Kopfes auf, wenn der Kranke die Zähne oder die Zunge zeigen, oder ein schwereres Wort aussprechen soll. Beim Händedruck gerät nicht selten die ganze Muskulatur in starke Vibration; dasselbe beobachten wir bei Widerstandsbewegungen mit den Beinen. Derartige unzweckmäßige Mitbewegungen gehören zum Bilde des chronischen Alkoholismus, dabei ist es im wesentlichen einerlei, welche spezielle Form von alkoholischer Nerven- oder Geisteskrankheit im einzelnen Falle vorliegt, ob es sich um einen einfachen chronischen Alkoholismus, um ein Delirium tremens, um eine polyneuritische Psychose oder um alkoholische Neuritis handelt. Die Mitbewegungen, welche wir hier im Auge haben, sind auch wieder nicht an Lähmungen oder spastische Zustände oder Sensibilitätsstörungen gebunden.

Auch bei Geisteskranken kommt es oft zum Auftreten unzweckmäßiger Mitbewegungen und zwar sind es besonders die akinetischen und hyperkinetischen Motilitätspsychosen, bei welchen wir sie zu beobachten Gelegenheit haben. In Fällen von generalisierter

akinetischer Motilitätspsychose allerdings fehlen sie, hier erfolgt, wenn
der Kranke eine bestimmte Bewegung ausführen soll, keinerlei Motion, es wird überhaupt keine Muskelgruppe in Aktion versetzt.
Anders steht es bei den partiellen Akinesien. Hier sieht man sehr
oft, daß, wenn der Kranke den angestrengten Versuch macht, die
Akinese zu durchbrechen und die verlangte Bewegung auszuführen,
dann der Impuls auf andere Muskelgebiete irradiiert, die nicht in
den Bereich der Akinese miteinbezogen sind. Besonders gilt dies
vom Mutacismus. Wenn der anfänglich sprachlose Kranke auf beständiges Zureden hin fortwährend erneute Versuche macht, ein Wort
hervorzubringen, so sehen wir dabei, daß er das Gesicht verzieht, die
Augen aufreißt, die Nasenlöcher werden gebläht, die Halsmuskeln
spannen sich an, der Kopf wird nach hinten gereckt, gelegentlich bewegen sich auch die Arme mit, die Finger beugen sich oder spreizen
sich und auch die Zehen und die Füße können in Bewegung geraten.

Ich habe einen Fall von kombinierter Motilitätspsychose beobachtet, welcher abwechselnd Phasen von Akinese und Hyperkinese
erkennen ließ. Bisweilen erstreckte sich bei ihm die Akinese nur auf
die vier Extremitäten und den Rumpf. Wenn er in diesem Zustand
mir die Hand geben sollte, so blieb zwar der Arm regungslos, aber
das Gesicht verzog sich, der Mund öffnete sich, die Augen wurden
aufgerissen, die Halsmuskeln gerieten in heftige Vibration. Dabei
wurde der Kopf ganz rot, die Augen wurden förmlich injiziert, alles
Zeichen der gewaltigen Anstrengung, die der Kranke machte, um die
Akinese der Hand zu durchbrechen. Die analoge Erscheinung trat
ein, wenn der Kranke eine Bewegung mit den Beinen ausführen
sollte. Im allgemeinen ist ja die partielle psychomotorisch bedingte
Akinese auf die Sprachmuskulatur beschränkt, während in den meisten
Fällen, wo die Extremitäten akinetisch sind, auch die übrigen Muskelgebiete in den Bereich der Regungslosigkeit hineingehören, letztere
also eine allgemeine ist. Daher sind Fälle wie der eben angeführte
sicher eine Seltenheit, aber von hohem Interesse für die Theorie der
Mitbewegungen. Die Mitbewegungen bei der akinetischen
Motilitätspsychose stehen jedenfalls in Beziehung zur
Verstärkung des Willensimpulses, welcher der Bewegung dient.

Nun beobachten wir aber unter Umständen auch unter ganz
anderen Bedingungen Mitbewegungen, nämlich bei der hyperkinetischen Motilitätspsychose. Ich habe dabei hier nicht etwa die im
Vordergrunde der Erscheinungen stehenden pseudospontanen Bewegungen im Auge, welche auftreten, ohne daß der Kranke eine
bestimmte Bewegung ausführen soll oder will. Sie sind eine Reizer-

scheinung. Vielmehr denke ich an reine Mitbewegungen, die also nur auftreten, wenn der Kranke eine bestimmte Bewegung auszuführen beabsichtigt. Wir beobachten sehr häufig, daß ein Kranker, der an hyperkinetischer Motilitätspsychose leidet, der die Hand geben soll, alle möglichen anderen Bewegungen macht, er stößt beide Arme in die Luft, verdreht den Oberkörper und den Kopf, steckt die Zunge hervor, fährt in eigentümlicher Weise mit den Armen in der Luft umher, aber er gelangt dabei nicht einmal gleich dazu, die Hand des Arztes zu erfassen, gelingt ihm dies, so läßt er sie bisweilen alsbald wieder los und das alte Spiel der falschen Bewegungen und Mitbewegungen beginnt von neuem. Oder wenn er die Zunge zeigen soll, so reckt er den Kopf in den Nacken, verzerrt das Gesicht, reißt den Mund auf, fährt mit dem Arm in die Luft, gelegentlich wird die Zunge auch einmal hervorgestoßen, aber alsbald auch wieder zurückgezogen, um nach einigen erneuten falschen Bewegungen und unter denselben Mitbewegungen wie vorher ein zweites Mal vorgestreckt zu werden, und so geht es fort. Interessant ist es, solche Kranke essen zu sehen, sie führen dabei oft eine unendliche Fülle der kuriosesten, seltsamsten Mitbewegungen aus, es vergeht oft eine Weile, ehe sie mit dem Löffel in die Schüssel gelangen und die Speise auf denselben aufladen, sie fahren sich dann mit dem Löffel in die Augen oder den Kopf, an den Ohren vorbei in den Nacken, dabei reißen sie den Mund auf, strecken die Zunge vor, verdrehen den Kopf, machen mit der anderen Hand, welche den Teller hält, Drehbewegungen etc.

Diese Erscheinungen erinnern uns lebhaft an die Bewegungsstörungen, welche wir bei schwerer Chorea und auch bei Tabes dorsalis kennen gelernt haben. Wir haben geschildert, daß bei beiden Affektionen es gelegentlich beobachtet wird, daß, wenn eine bestimmte Bewegung ausgeführt werden soll, alle möglichen falschen Muskeln innerviert und eine Reihe von unzweckmäßigen Mitbewegungen ausgeführt werden, daß aber die geforderte Bewegung zunächst gar nicht oder nicht prompt erfolgt und nicht bestehen bleibt.

Ganz Analoges beobachten wir also bei Geisteskranken mit hyperkinetischer Motilitätspsychose. Überhaupt hat die Bewegungsstörung bei letzterer auch sonst viel Analogien mit der choreatischen Bewegungsstörung. Nicht nur, daß im wesentlichen die gleiche Störung in der Ausführung willkürlicher Bewegungen vorliegt, auch den choreatischen Muskelzuckungen und Spontanbewegungen entspricht bei der hyperkinetischen Motilitätspsychose eine analoge Störung, nämlich die pseudospontanen Bewegungen. Beide treten auf, ohne daß eine besondere Bewegung intendiert wird, wider den Willen des Kranken, beide beruhen auf einem Reizvorgang, der im ersteren Falle die Fasern der Bindearme betrifft

und sich bis zur Hirnrinde fortpflanzt und von hier durch die Pyramidenbahn zu den Muskeln reflektiert wird; im zweiten Falle bestimmte
Assoziationsfasern betrifft, welche Bewegungsbegriffen dienen. Der
Unterschied zwischen den choreatischen Spontanbewegungen und den
pseudospontanen Bewegungen der Geisteskranken ist im wesentlichen
nur der, daß erstere äußerlich bestimmten willkürlichen koordinierten
Bewegungen nicht gleichen, vielmehr der Innervation einzelner Muskeln entsprechen, während bei der Motilitätspsychose die pseudospontanen Bewegungen wenigstens großenteils unseren koordinierten
Willkürbewegungen äußerlich gleichen; allerdings sind es zum Teil
theatralische, ja polichinellenhafte Gesten und Expressivbewegungen,
denen sie gleichen, das ändert aber an dem aufgestellten Satze nichts
Wesentliches.

Zum Schluß sei noch kurz die Tatsache erwähnt, daß bei Indi-
viduen, die in ihrer geistigen Entwicklung zurückgeblieben sind, also
namentlich bei Idioten, recht häufig das Auftreten abnormer unzweckmäßiger Mitbewegungen bei willkürlichen Bewegungen zu konstatieren
ist, auch dann, wenn bei denselben gar keine paretischen oder spastischen Erscheinungen, überhaupt keine sonstigen Bewegungsstörungen
oder Sensibilitätsstörungen vorliegen.

———

VII.

Theorie der Mitbewegungen.

———

Jede willkürliche Bewegung, die wir ausführen, hat zum Aus-
gangspunkte eine ganz bestimmte räumliche Vorstellung von der Richtung und dem Umfang der auszuführenden Bewegung. Allerdings
ist in dieser räumlichen Vorstellung an sich noch nicht enthalten, von
welchem Glied des Körpers die Bewegung in der betreffenden Richtung ausgeführt wird; einerlei, ob wir unser rechtes Bein in einer
bestimmten Richtung nach vorne oben bewegen oder ob unser rechter
Arm eine Bewegung von genau derselben Richtung im Raume ausführt; beiden Bewegungen liegt eine gleiche räumliche Vorstellung zu
Grunde. Ob ich einen Kreis mit dem rechten oder mit dem linken
Arm, mit einem beliebigen Finger allein, mit dem Kopf beschreibe,
oder ob ich den Kreis durch eine beliebige Fortbewegungsart meines

ganzen Körpers durchlaufe, durchkrieche, durchschwimme, allen diesen
Bewegungen ist ein und dieselbe räumliche Vorstellung gemeinsam.
Dieser gemeinschaftlichen räumlichen Vorstellung entspricht ein ein-
heitlicher materieller Erregungszustand in demjenigen Bezirke der
Großhirnrinde, der der Raumvorstellung überhaupt dient und welcher
von Storch[1]) als stereopsychisches Feld bezeichnet worden ist.
Ein einzelnes anatomisches Element dieses Feldes, ein „Stereon"
genannt, ist einzig und allein als Verkörperung einer bestimmten
Richtung zu betrachten, einerlei, von welchem Gliede oder Teile des
Körpers die Bewegung in der betreffenden Richtung ausgeführt wird.
Soviel Richtungen es gibt, soviel Stereone gibt es, jedes Stereon ist
also der Träger einer Richtungsvorstellung, die an sich durch eine
Unzahl von Körperbewegungen verwirklicht werden kann.

Das psychische Korrelat des Erregungszustandes eines bestimmten
Stereons ist immer die gleiche räumliche Vorstellung; dabei ist es
einerlei, ob unser Bewußtsein die dem Willen zur Bewegung zugrunde
liegende räumliche Vorstellung dieser Bewegung hat, oder ob es die
sinnliche Wahrnehmung von der Ausführung dieser Bewegung macht,
oder ob es endlich mit den Augen sieht, daß diese Bewegung ausgeführt wird. Allen drei Bewußtseinsvorgängen ist die gleiche räumliche Vorstellung gemeinsam, welcher ein gleicher Erregungszustand
im stereopsychischen Felde parallel geht.

Taucht der Wille, eine bestimmte Bewegung auszuführen auf, so
fließt der zugrunde liegende Erregungsvorgang des stereopsychischen
Feldes (st Fig. 1 u. 2) zu dem kortikalen motorischen Projektionsfelde
der für die betreffende Bewegung erforderlichen Muskeln ab (P_h Fig. 1,
P Fig. 2). Die Bahn (st_f Fig. 1 u. 2), auf der diese Erregung dem
motorischen Projektionsfelde zuströmt, gehört zu den transkortikalen
Associationsfasern; wir wollen sie als stereofugale Bahn bezeichnen.

Wenn wir die sinnliche Empfindung haben, daß unsere
Glieder die nämliche Bewegung ausführen, so werden durch die Bewegung ganz bestimmte sensible Erregungen in den bewegten Skelett-
teilen, Sehnen und Muskeln ausgelöst, dieselben gelangen auf der
kortikopetalen Leitungsbahn zum kortikalen sensiblen Projektionsfelde
(S Fig. 1 u. 2) der bewegten Körperteile und von diesem aus erfolgt
die Erregung des stereopsychischen Feldes und zwar wird dort dasselbe Stereon (st Fig. 1 u. 2) erregt, welches vorher bei dem Willen,
die Bewegung auszuführen, in Tätigkeit war, die nämliche räumliche

---

[1]) Storch, Versuch einer psychologischen Darstellung des Bewußtseins, Berlin
1902, Verlag von S. Karger.

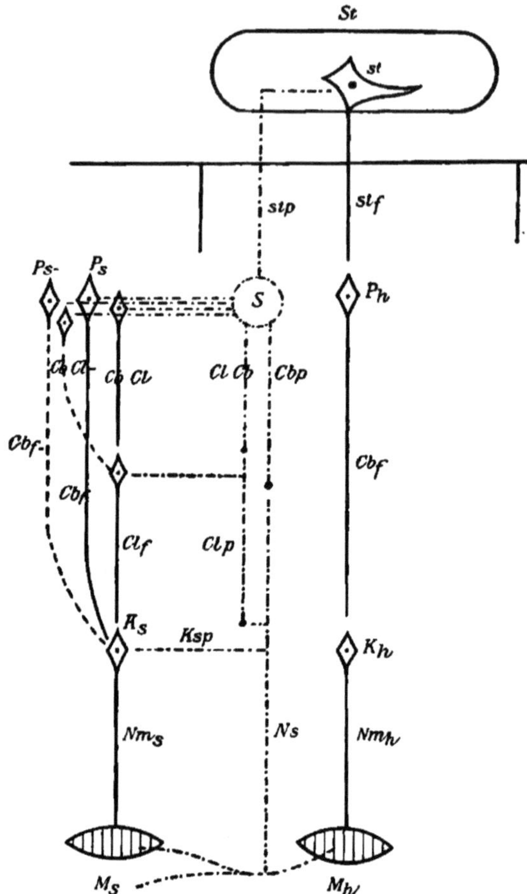

Figur 1.

Schema zum Verständnis der zweckmäßigen Mitbewegungen. Die kontinuierlichen oder einfach gestrichelten Bahnen bedeuten motorische, die punktiert-gestrichelten centripetale Nervenbahnen. Mh für eine Bewegung erforderlicher Hauptagonist, Nmh peripherer motorischer Nerv desselben, Kh Kernganglienzelle desselben im Rückenmark, Ph Pyramidenzelle des selben, Cbf Pyramidenfaser desselben, Ms bei einer Bewegung tätiger agonistischer Synergist, Nms motorischer Nerv desselben, Ks Kernganglienzelle desselben im Rückenmark, Ps Pyramidenzelle desselben, Clf cerebellofugale Innervationsfaser für den Muskel Ms, $CbCl$ Großhirn-Kleinhirnbrückenfaser, Ps- Inhibitionsfaser für den Reflex Ns Ksp Ks Nms, $CbCl$- Inhibitionsfaser für den Reflex Ns Clp Clf Ks Nms. St stereopsychisches Feld, st einzelnes Stereou desselben, stf stereofugale Bahn. Ns peripherer sensibler Nerv, Ksp Reflexkollaterale desselben zur Kernganglienzelle Ks. Clp Kleinhirnseitenstrangbahn, $ClCb$ Bindearmbahn (cerebello-cerebropetale Bahn), S sensibles Projektionsfeld. stp stereopetale Bahn.

Vorstellung wird erzeugt. Erst auf der gleichzeitigen Erregung des sensiblen Projektionsfeldes und des stereopsychischen Feldes beruht die räumliche Wahrnehmung der Bewegung, auf ersterer beruht das Sinnliche der Bewegungsempfindung, auf letzterer das räumliche Moment derselben. Die Erregung des stereopsychischen Feldes vom sensiblen Projektionsfelde aus erfolgt durch interkortikale oder transkortikale Associationsfasern, die wir als stereopetale Bahn (st_p Fig. 1 u. 2) bezeichnen wollen.

Wenu wir endlich drittens sehen, dass die betreffende Bewegung ausgeführt wird, so wird zunächst das kortikale Projektiousfeld des Nervus opticus erregt, darauf beruht das Sinnliche und zwar das spezifisch Sinnliche, das Optische der Bewegungswahrnehmung; von dem Projektionsfelde des Opticus aus wird das stereopsychische Feld erregt und zwar wieder genau dasselbe Stereon (st) wie in den bisherigen Fällen. Darauf beruht das räumliche Sehen der betreffenden Bewegung.

Wenn wir also eine bestimmte Bewegung ausführen, z. B. die gerade vor uns ausgestreckt gehaltene und mit ihrer Volarfläche abwärts gekehrte Hand schließen wollen, so liegt dem eine bestimmte räumliche Vorstellung zugrunde. Die Erregung fließt vom stereopsychischen Felde ab zu dem in den Centralwindungen gelegenen motorischen Projektionsfelde der für die Bewegung erforderlichen Muskeln, also im wesentlichen zu den Pyramidenganglienzellen der Fingerbeuger (P_h Fig. 1). Wir haben aber vorhin betont, daß die einzelnen Stereone nur die Verkörperung der Richtung einer Bewegung darstellen, einerlei von welchem Gliede oder Körperteil die Bewegung ausgeführt wird. Mit dem Auftauchen der mit dem Willen zur Bewegung verbundenen räumlichen Vorstellung und der Erregung des zugehörigen Stereons (st) ist daher noch nicht entschieden, welche Pyramidenganglienzellen des motorischen Projektionsfeldes von diesem Stereon aus im einzelnen Falle erregt werden. Dasselbe Stereon (st) vermag an sich alle Pyramidenzellen zu erregen, wenigstens alle diejenigen, welche solche Muskeln unter ihrer Herrschaft haben, die eine Bewegung von der vorgestellten Richtung hervorbringen können und andererseits kann eiu und dieselbe Pyramidenzelle von verschiedenen Stereonen her erregt werden ($st\ st_1$ Fig. 2). Soll also die Bewegung in der gedachten Richtung von den Fingern ausgeführt werden, so müssen die Pyramidenzellen der die Finger in dieser Richtung bewegenden Muskeln besonders bevorzugt werdeu. Dies geschieht dadurch, dass die Pyramidenzellen der Fingerbeuger noch von einer anderen Stelle gleichzeitig eine Erregung erhalten, nämlich vom sensiblen Projektionsfelde her. Das sensible Projektionsfeld enthält die

Erinnerungsbilder von sämtlichen bei einer Bewegung entstehenden, den Gelenken, Knochen, Muskeln, Sehnen und der Haut entstammenden sensiblen Eindrücken, denen aber an sich kein räumliches Moment anhaftet. Wenn wir die Hand schließen wollen, so muß außer der räumlichen Vorstellung dieser Bewegung auch das Erinnerungsbild der beim Handschluß wachgerufenen rein sensiblen Erregungen auftauchen; in der Kombination der im stereopsychischen und der im sensiblen Projektionsfelde stattfindenden Erregung liegt die für den Handschluß erforderliche Bedingung; auf ersterer beruht die Richtungsvorstellung, durch letztere wird der Körperteil bestimmt, welcher die Richtungsvorstellung zu verwirklichen hat. Es besteht eine enge Beziehung zwischen dem im sensiblen Projektionsfelde enthaltenen Erinnerungsbild der beim Handschluß entstehenden rein sensiblen Erregungen (S Fig. 1) und den Pyramidenzellen derjenigen Muskeln, welche diese Bewegung ausführen, also der Fingerbeuger und der Handstrecker, derart, daß wenn ersteres auftaucht, die zugrunde liegende Erregung auf letztere (P_h und P_s) überströmt. Es erhalten also, wenn wir die Hand schließen wollen, die Pyramidenzellen (P_h und P_s Fig. 1) der dabei beteiligten Muskeln sowohl vom stereopsychischen als auch vom sensiblen Projektionsfelde aus eine Erregung und von ihnen geht die Erregung durch die zugehörigen Pyramidenbahnfasern zu den entsprechenden Kernganglienzellen im Rückenmark (K_h und K_s Fig. 1) und den Muskeln (Fingerbeuger M_h und Handstrecker M_s) selbst. Wir dürfen nun aber nicht voraussetzen, daß die Erregung ohne weiteres sämtliche erforderlichen Pyramidenzellen und damit alle notwendigen Muskeln ohne weiteres mit Sicherheit trifft. Die einzelnen motorischen Impulse sind keineswegs von vornherein alle ihrer Adresse und Stärke nach gegeben, vielmehr muß sie der Organismus sich erst suchen. Als Leitmoment hierfür und als Kontrolle für die Richtigkeit der Impulse dienen ihm centripetale Eindrücke, welche während der Ausführung der Bewegung entstehen. Nach diesen Merkmalen werden nötigenfalls die motorischen Impulse so lange modifiziert, bis erstere melden, daß letztere richtig sind, bis sich die zugehenden Eindrücke mit den im Erinnerungsbilde enthaltenen decken. Allerdings erfolgt die Innervation der Hauptagonisten, also beim Handschluß die der Fingerbeuger (M_h Fig. 1) ohne weiteres, direkt vom stereopsychischen und sensiblen Projektionsfelde aus und ist nicht an die Intervention centripetaler Merkmale gebunden. Wenigstens gilt das für alle Bewegungen, welche in den größeren Gelenken stattfinden, also für die sogenannten Massenbewegungen, während bei Bewegungen wie z. B. der Opposition des Daumens gegen die anderen Finger, der isolierten Flexion des Zeige-

fingers und anderen auch der Impuls für die Hauptagonisten nicht
ohne Weiteres erfolgt, sondern an die Intervention centripetaler Merkmale gebunden ist und mit deren Hilfe erst gesucht werden muß.
Dagegen hängt die Innervation der agonistischen Synergisten, also in
unserem Beispiele die der Handstrecker durchaus ab von der Intervention centripetaler Merkmale. Sie wird durch sie erst ausgelöst
und gesichert. Ohne centripetale Merkmale ist sie immer nur eine
mehr oder weniger zufällige und unbeständige. Die centripetalen
Merkmale, welche in Frage kommen, entstehen durch die Bewegung
des Handschlusses selbst und zwar gehen sie aus von den aufeinander
gleitenden Gelenkflächen, den gedehnten Sehnen und der Haut und
besonders von den gedehnten und sich kontrahierenden Muskeln. Sie
werden durch die peripheren sensiblen Nerven (Fig. 1 N_s) und die
hinteren Wurzeln zum Rückenmark geleitet. Hier verteilen sie sich
auf zwei Wege. Der erste Weg (Fig. 1 Cb_p) führt durch die langen
Hinterstrangsfasern zu den Kernen des Gollschen und Burdachschen
Stranges im Halsmark, von da auf der Schleifenbahn durch die Medulla oblongata, die Haube der Brücke und des Hirnschenkels zum
Thalamus opticus und von hier durch die innere Kapsel und den
Stabkranz zu der Großhirnrinde, und zwar zum sensiblen Projektionsfelde (S Fig. 1) der bewegten Körperteile. Der zweite Weg führt
von den hinteren Wurzeln durch besondere Kollateralen zu den Clark-
schen Säulen, von hier durch die Kleinhirnseitenstrangbahn (Cl_p Fig. 1)
zum Cerebellum. von diesem durch die Bindearme ($ClCb$ Fig. 1) zum
roten Kern der Haube und von diesem durch das Haubenbündel des
roten Kernes zum Thalamus opticus, und durch die innere Kapsel
und den Stabkranz ebenfalls zum sensiblen Projektionsfelde (S) in
der Großhirnrinde.

Auf diesen beiden Parallelwegen werden also die in Frage
kommenden centripetalen Erregungen dem Großhirne zugeführt; sie
veranlassen in unserem Beispiele des Faustschlusses dasselbe zur
Innervation der Handstrecker (M_s Fig. 1); die centripetalen Erregungen, welche dem sensiblen Projektionsfelde zugehen, wirken auf
die Pyramidenganglienzellen der Handstrecker (P_s) als innervations-
auslösendes Moment.

Die zweckmäßige Mitbewegung der Handstreckung beim Faustschluß wird also durch centripetale Erregungen ausgelöst und gesichert.
Doch sind es nicht allein solche dem Cerebrum zugehende Erregungen,
welche die Mitinnervation der Handstrecker veranlassen, sondern
auch die subkortikalen Centren, sowohl das Rückenmark als auch das
Cerebellum erhalten während der Ausführung der Bewegung des
Fingerschlusses durch die Reflexkollateralen Ks_p und die Kleinhirnseiten-

strangbahn (Cl_p) centripetale Erregungen, welche sie beide mit einer selbständigen Innervation der Handstrecker beantworten (K, N_m M_s und Cl_f K, N_m M_s). Die normalen zweckmäßigen Mitbewegungen werden also ausgelöst und gesichert durch centripetale Erregungen, welche den drei genannten Centren zugehen und von diesen mit einer Innervation der betreffenden Muskeln beantwortet werden. Dafür, daß den centripetalen Erregungen die auslösende Rolle zufällt, spricht die Tatsache, daß bei der Tabes dorsalis, wo die Leitungswege derselben unterbrochen sind und auch bei der Chorea, wo die Bindearm passierende Bahn ($ClCb$) verlegt ist, die Innervation der Synergisten fehlt und die zweckmäßige Mitbewegung ausbleibt. Die Hand wird z. B. beim Faustschluß nicht mitgestreckt, oder wenigstens ist die Streckung eine ganz unsichere. Dafür, daß nicht bloß die dem Großhirn zugehenden,. sondern auch die den subkortikalen Centren, dem Rückenmark und Kleinhirn zugeleiteten centripetalen Erregungen in Frage kommen, sprechen mehrere Umstände. Einmal tragen die zweckmäßigen Mitbewegungen den Charakter des Unbewußten, ja noch mehr, sie erfolgen mit so zwangsmäßiger Automatie, daß es zu ihrer Unterdrückung einer ganz besonders lebhaften cerebralen Intervention bedarf. Das deutet mit großer Wahrscheinlichkeit darauf hin, daß die Mitbewegung wenigstens teilweise durch subkortikale Reflexe vermittelt wird, deren spezifische Eigenheit es ja gerade ist, unter allen Umständen mit automatischer Sicherheit zu erfolgen. Sodann kommt gelegentlich auch bei passiver Ausführung der Hauptbewegung die Mitbewegung zustande, ist also dabei sicher reflektorisch bedingt. Dies ist bisweilen schon bei Gesunden nachweisbar, besonders aber in manchen Fällen von Pyramidenbahnerkrankung, wo einerseits die Reflexvorgänge erhöht sind, andererseits jede willkürliche Beeinflussung der betreffenden Muskeln ausgeschlossen ist. So kenne ich Fälle, in denen bei passiver Beugung der Finger die Hand sich streckt und bei passiver Streckung der Finger sich beugt, oder Fälle, in denen bei passiver Flexion des Oberschenkels der Unterschenkel und Fuß kräftig mitgebeugt werden, obwohl die Beugung und Streckung der Hand und die Beugung des Unterschenkels und Fußes willkürlich überhaupt nicht ausgeführt werden konnte. Endlich haben wir Fälle beobachtet von Erkrankung der Pyramidenbahn, in denen die willkürliche Handstreckung unmöglich war, wohl aber richtete sich beim Faustschluß die Hand kräftig mit auf; diese letztere Bewegung kann also nur durch subkortikale Reflexe vermittelt worden sein. Ebenso haben wir Fälle beobachtet, in denen trotz der Unmöglichkeit, den Fuß willkürlich zu beugen, doch bei der Beugung des Unter- und Oberschenkels eine ausgiebige Dorsalflexion

des Fußes erfolgte, die also auch wieder nur auf dem Wege des subkortikalen Reflexes zustande gekommen sein kann.

Aus diesen Tatsachen folgt, daß die normalen zweckmäßigen
Mitbewegungen außer durch cerebrale Innervation zum Teil auch
durch subkortikale Reflexe vermittelt werden.

Wenden wir uns nunmehr zur Deutung der **pathologischen
zweckmäßigen Mitbewegungen**. Soll z. B. die Hand geschlossen
werden und sind die Fingerbeuger infolge einer Erkrankung des zugehörigen motorischen Nerven gelähmt, so fließt zwar die Erregung
von den Pyramidenganglienzellen (P_h Fig. 1) der Fingerbeuger zum
Kern derselben im Rückenmark ab (K_h Fig. 1), aber nicht von da
weiter zum Muskel (M_h). Der Effekt der Fingerbeugung kommt zunächst nicht zustande. Es sind also zunächst auch noch keine centripetalen Erregungen vorhanden, welche die Innervation der Handstrecker auslösen könnten. Wenn trotzdem eine kräftige Handstreckung erfolgt, so muß dieselbe einen anderen Grund haben. Infolge
des unbedingten Strebens des Organismus nach Ausführung der Bewegung werden alle Hebel in Bewegung gesetzt, die geeignet sind,
den Effekt zustande zu bringen. Dazu gehört in erster Linie die
maximale Streckung der Hand, und so werden unter dem Einflusse
des unbedingten Bestrebens der Erzielung des Effektes einerseits und
der bisherigen Erfolglosigkeit desselben andererseits, jetzt starke
Impulse vom Cerebrum zu den Handstreckern ausgeschickt (P_s Fig. 1).
Daß der Organismus dieses Mittel der vermehrten Innervation der
Handstrecker rasch findet, ist ohne weiteres verständlich, wenn man
bedenkt, daß er ja schon unter normalen Verhältnissen bei jedem
Handschluß dieselben Muskeln mitinnerviert und zwar hat sich diese
Mitinnervation ursprünglich überhaupt nur aus demselben Prinzipe
herausgebildet, nämlich die Kraftentfaltung der Fingerbeuger zu erhöhen. Dieses Prinzip ist ihm also, dem Organismus, sehr gut bekannt
und ebenso bekannt sind ihm die Mittel, wie er demselben gerecht
wird. Dieses Prinzip ist überhaupt nur ein Ausdruck jenes allgemeinen, dem Organismus innewohnenden und seine ganzen motorischen
Leistungen beherrschenden Prinzipes, immer die Mittel zu wählen,
mit welchen das Ziel am zweckmäßigsten erreicht wird.

So erklären sich alle zweckmäßigen Mitbewegungen bei Schwäche-
zuständen einer Muskelgruppe infolge peripherer Erkrankung. Wir
haben zu wiederholten Malen betont, daß die pathologischen zweckmäßigen Mitbewegungen im wesentlichen dieselben sind, welche bereits unter normalen Verhältnissen die Hauptbewegung als zweckmäßige Mitbewegung begleiten. Es ist also ohne weiteres verständlich, daß der Organismus bei Schwäche der agierenden Muskeln das

Hilfsmittel zur Verstärkung der Kraftentfaltung sofort bei der Hand hat. Er verstärkt einfach das normale Hilfsmittel. Die Mitbewegung braucht übrigens gar nicht immer demselben Prinzipe, der Erhöhung der Leistungsfähigkeit des Muskels durch Entfernung seiner Insertionspunkte, zu entsprechen, sondern es kommen bisweilen viel einfachere mechanische Verhältnisse in Betracht. So sahen wir, daß, wenn die Verkürzer des Beins gelähmt sind, beim Gange Becken und Rumpf auf dem Stützbein nach der entgegengesetzten Seite übergelegt werden. Dadurch bekommt das Schwungbein auf die einfachste Weise Luft. Eine leichte Andeutung dieser Neigung des Beckens am Stützbein besteht auch schon unter normalen Verhältnissen, es handelt sich also auch hier wiederum einfach um die Steigerung von normalen Bewegungen. Kein Wunder also, daß der Organismus auf dieses Hilfsmittel sofort verfällt. Aber selbst abgesehen davon, so brauchte er nicht lange herum zu probieren, um die Erfahrung zu machen, daß er durch die genannte Bewegung dem beabsichtigten Effekt, dem Schwungbein Luft zu verschaffen, entgegenkommt.

Die zweckmäßigen pathologischen Mitbewegungen bei Erkrankungen der Pyramidenbahn sind durchaus ebenso zu deuten und zu beurteilen. Auch hier handelt es sich ja um Mitbewegungen, welche schon in der Norm vorhanden sind und einfach gesteigert werden. Wenn eine Bewegung mangelhaft zustande kommt, weil die Hauptagonisten keine genügende Anregung vom Cerebrum her erhalten, so werden einfach die Mittel zu Hilfe gezogen, von denen der Organismus aus alltäglicher Erfahrung weiß, daß sie dies Zustandekommen des Effektes fördern. Das ist die Innervation der Synergisten und der cerebrale Impuls für dieselben wird daher einfach vermehrt. Voraussetzung ist natürlich, daß die Pyramidenbahnfasern für diese Synergisten nicht auch unterbrochen oder stark geschädigt sind; denn dann kann natürlich den Synergisten der vermehrte cerebrale Impuls nicht zugehen. Diese Bedingung ist nun tatsächlich lange nicht immer erfüllt und daher sind auch die pathologischen, zweckmäßigen Mitbewegungen bei Pyramidenbahnerkrankung lange nicht immer so ausgesprochen wie bei isolierter peripherer Lähmung, wenn sie auch formaliter genau die gleichen sind. Andererseits muß aber hier nochmals darauf aufmerksam gemacht werden, daß die zweckmäßigen Mitbewegungen wie in der Norm so auch bei Pyramidenbahnerkrankung nicht bloß durch cerebrale Innervation, sondern auch auf dem Wege des subkortikalen Reflexes zustande kommen. Dieser letztere besteht bei Ausschaltung der Pyramidenbahn fort, ja er kann sogar gesteigert sein. Wir haben oben erwähnt, daß bei Hemiplegie, wenn der Unterschenkel gebeugt werden soll, der Fuß sich stark dorsal flektiert und

zwar auch dann, wenn eine willkürliche Beugung desselben unmöglich
ist. In diesem Falle ist also die pathologische, zweckmäßige Mitbewegung ausschließlich subkortikal vermittelt. Wir haben ferner
Fälle kennen gelernt, in welchen bei der willkürlichen Fingerbeugung
die Hand kräftig mitgestreckt wurde, auch dann, wenn die cerebrale
Innervation der Extensores carpi total aufgehoben war. Auch in diesen
Fällen wird die zweckmäßige Mitbewegung (Handstreckung) nur durch
die subkortikalen Innervationsmechanismen unterhalten.

Diese Tatsache, daß eine Muskelgruppe, wenn dieselbe als Synergist fungiert, auch durch subcerticale Mechanismen innerviert
werden und locomotorischen Effekt entfalten kann, kann uns auch
für diejenigen Mitbewegungen als Schlüssel dienen, die, wie wir oben
erwähnt haben, an der Grenze der zweckmäßigen und unzweckmäßigen
stehen. Wir haben gefunden, daß, wenn der Fuß dorsalflektiert
werden soll, allemal Ober- und Unterschenkel mitgebeugt werden;
gar nicht selten gelingt hierbei die Fußbeugung ohne weiteres auch
dann, wenn sie ohne die Beugung von Ober- und Unterschenkel ganz
unmöglich war. In diesem Falle ist die Beugung des Ober- und
Unterschenkels eine willkürliche und hat den Sinn, daß durch diese
Bewegungen reflektorisch die Innervation der Dorsalflexoren des Fußes
ausgelöst wird. Die Fußbeuger fungieren nicht mehr als Hauptagonisten, sondern als Synergisten und als solche können sie durch
subkortikale Innervationsmechanismen in Aktion versetzt werden, die
bei Affektion der Pyramidenbahn erhalten, ja gesteigert sind.

Diese reflektorische Mit-Innervation der Synergisten bei Ausführung der Hauptbewegung erfolgt, wie alle Reflexvorgänge, automatisch, zwangsmäßig. Wenn ein Gesunder daher z. B. die Hand
schließen will, ohne daß die Hand sich dabei mitstreckt, oder den
Ober- und Unterschenkel beugen will, ohne daß sich der Fuß mit-
beugt, so muß die automatisch erfolgende, reflektorische Innervation
der Extensores carpi bezw. der Dorsalflexoren des Fußes durch besondere cerebrale Intervention ausgeschaltet werden. Diese Reflex-
ausschaltung geschieht durch besondere von der Großhirnrinde ausgehende Inhibitionsfasern (Fig. 1 Cb_f—, $Cb\,Cl$—), welche den Reflex
$N_s\,K_{sp}\,K_s\,N_m$ und $N_s\,Cl_p\,Cl_f\,K_s\,N_m$ auslöschen. Diese Inhibitionsfasern verlaufen wenigstens für den spinalen Reflex auch in der
Pyramidenbahn. Sind dieselben erkrankt, so fehlt auch gegebenen
Falls die Reflexhemmung und die reflektorische Innervation der Synergisten erfolgt bei Ausführung der Hauptbewegung mit automatischer
Sicherheit und ist nicht zu unterdrücken. So sahen wir, das der
Hemiplegiker die Finger nicht beugen kann, ohne daß die Hand sich
mitstreckt, daß er den Ober- und Unterschenkel nicht flektieren

kann, ohne daß der Fuß eine Dorsalflexion ausführt. Diese Mitbewegungen können nicht ausgeschaltet werden.

Wenden wir uns nunmehr zur Betrachtung der eigentlichen unzweckmäßigen Mitbewegungen.

Um in das Verständnis derselben einzudringen, müssen wir uns daran erinnern, daß das Stereon (*st* Fig. 2), dessen Erregung für eine bestimmte Bewegung erforderlich ist, durch seine Neuriten mit allen Pyramidenzellen des motorischen Projektionsfeldes ($P\,P_1\,P_2\,P_3$ Fig. 2) und nicht nur mit der Pyramidenzelle (P Fig. 2), oder richtiger gesagt, den Pyramidenzellen des für die gewünschte Bewegung erforderlichen Muskeln (M Fig. 2), in Verbindung tritt. Letztere (P Fig. 2) erhalten zwar eine besondere Bevorzugung dadurch, daß ihnen gleichzeitig vom sensiblen Projektionsfelde (S Fig. 2) her eine Erregung zugeht, aber es überträgt sich doch zunächst ein Teil des Erregungszustandes des Stereons *st* auch auf eine Anzahl anderer Pyramidenzellen ($P_1\,P_2\,P_3$ Fig. 2), die an sich gar keine Beziehung zur gewollten Bewegung haben. Es besteht, wie man sich auch ausdrücken kann, bei der Ausführung einer willkürlichen Bewegung an sich die Tendenz, daß der erforderliche cerebrale Impuls auf andere cerebrale Elemente ($P_1\,P_2\,P_3$ Fig. 2) irradiiert und daß überflüssige Muskeln ($M_1\,M_2\,M_3$ Fig. 2) mitinnerviert werden.

Der Übelstand, den diese Mehrinnervation, die Mitinnervation ungehöriger Muskeln ($M_1\,M_2\,M_3$ Fig. 2) mit sich bringt, daß nämlich überflüssige Energie verbraucht wird, wird alsbald beseitigt. Es gehen dem Cerebrum sensible Merkmale zu, ausgelöst durch die Kontraktionen der Muskeln ($M_1\,M_2\,M_3$) und die entstehenden Mitbewegungen. Die Merkmale werden durch zwei Parallelwege, durch die Hinterstrangschleifenbahn und die Kleinhirnseitenstrang - Bindearmbahn zur Hirnrinde geleitet ($N_{s_1}\,Cb_{p_1}$, $N_{s_1}\,ClCb_1$, $N_{s_2}\,Cb_{p_2}$, $N_{s_2}\,ClCb_2$, $N_{s_3}\,Cb_{p_3}$, $N_{s_3}\,ClCb_3$) und sie veranlassen sofort, daß die betreffenden unnötigen Impulse ($P_1\,P_2\,P_3$) eingestellt und schon im Keim erstickt werden. Diese centripetalen Eindrücke spielen also die Rolle eines innervationssistierenden Momentes, sie beeinflussen die motorischen Gehirnganglienzellen ($P_1\,P_2\,P_3$ Fig. 2) in negativem Sinne, indem sie sie veranlassen, Impulse einzustellen.

Die Tendenz zur Irradiation des cerebralen Impulses ist jedenfalls das Primäre und die Sistierung der überflüssigen Impulse auf sensible Merkmale hin stellt die höhere Fähigkeit dar, die erst erlernt werden muß. In der Beschränkung erst zeigt sich der Meister.

Der Primärzustand der Mehrinnervation besteht beim Kinde, dieses besitzt noch nicht die Fähigkeit, die centripetalen Merkmale für die Sistierung der Impulse zu verwerten; daher die zahlreichen

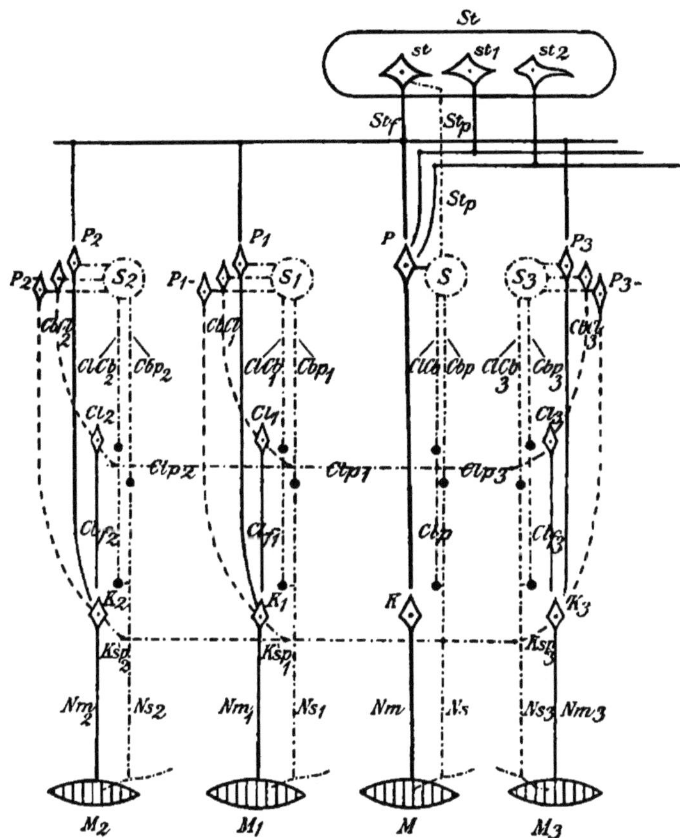

Figur 2.

Schema zum Verständnis der unzweckmäßigen Mitbewegungen. Die motorischen Nervenbahnen sind kontinuierliche oder einfach-gestrichelte Linien, die centripetalen punktiert-gestrichelte. M erforderlicher Agonist einer Bewegung. Nm peripherer motorischer Nerv desselben, K seine Kernganglienzelle, P seine cerebrale Pyramidenzelle, M_1 M_2 M_3 Muskeln, die Mitbewegungen ausführen, Nm_1 Nm_2 Nm_3 periphere motorische Nerven derselben, K_1 K_2 K_3 zugehörige spinale Kernganglienzellen, Cl_1 Cl_2 Cl_3 zugehörige cerebellare Innervationszellen, Clf_1 Clf_2 Clf_3 zugehörige cerebello-fugale Fasern, P_1 P_2 P_3 zugehörige cerebrale Pyramidenzellen. P_1- P_2- P_3- Inhibitionsfasern für die spinalen Reflexe, $CbCl_1$ $CbCl_2$ $CbCl_3$ Inhibitionsfasern für cerebellare Reflexe. St stereopsychisches Feld, st st_1 st_2 einzelne Stereone, Stf stereofugale Bahn. Ns Ns_1 Ns_2 Ns_3 periphere sensible Nerven, Ksp_1 Ksp_2 Ksp_3 Reflexkollateralen der Faser Ns zu den Zellen K_1 K_2 K_3. Clp_1 Clp_2 Clp_3 cerebellopetale Fasern der sensiblen Faser Ns. Cbp_1 Cbp_2 Cbp_3 cerebropetale Bahn (Hinterstrangschleifenbahn) der Fasern Ns_1 Ns_2 Ns_3; $ClCb_1$ $ClCb_2$ $ClCb_3$ cerebello-cerebropetale Bahn (Bindearmbahn) der Fasern Ns Ns_2 Ns_3. S S_1 S_2 S_3 sensible Projektionsfelder. Stp stereopetale Bahn.

Mitbewegungen, wenn es eine willkürliche Bewegung ausführt. Wir dürfen annehmen, daß bei denjenigen Idioten, bei welchen wir unzweckmäßige Mitbewegungen bei willkürlichen Bewegungen antreffen, die genannte höhere Fähigkeit, die Sistierung der überflüssigen Impulse durch centripetale Merkmale, überhaupt nicht zur Ausbildung gelangt ist. Ferner tritt der Primärzustand bei jeder neu zu erlernenden Bewegung beim Erwachseuen wieder hervor; die Verwertung sensibler Eindrücke für die Einstellung von überflüssigen Impulsen muß erst für jede neue Bewegung neu erlernt werden. Daher die zahlreichen unzweckmäßigen Mitbewegungen, wenn zum ersten Male eine neue schwierigere Bewegung ausgeführt wird. Auch dann wird das primäre Prinzip der Irradiation wieder in den Vordergrund treten, wenn eine Bewegung mit großer Kraft ausgeführt wird, also dem ausführenden Muskel ein möglichst starker cerebraler Impuls zugehen muss. Wenn der Impuls P sehr stark sein soll, so setzt das eine sehr starke Erregung des P von St her voraus, dabei wächst aber auch die Irradiation des Erregungszustandes von St auf P_1 P_2 u. P_3 und sind in diesem Falle die centripetalen innervationssistierenden Momente nicht stark genug um die Irradiatiou zu unterdrücken. Daher die zahlreichen Mitbewegungen, wenn ein Gesunder eine sehr kraftvolle Bewegung ausführt. Genau so sind die unzweckmäßigen Mitbewegungen bei peripheren Lähmungen zu deuten. Um den paretischen Muskel zu einer gleichen Kraftentfaltung wie früher zu bringen, bedarf es natürlich eines viel stärkeren cerebralen Impulses als früher. Der Kranke verhält sich wie ein Gesunder, der eine Beweguug mit großer Kraft ausführen will, und bei der erforderlichen Verstärkung des cerebralen Impulses bricht die Tendenz zur Irradiation durch; je stärker die Schwäche des Muskels, um so mehr Ausdehnung gewinnt der cerebrale Impuls. Genau die gleiche Betrachtungsweise gilt für die Mitbewegungen bei Erkraukung der Pyramidenbahn. Auch hierbei muß der kortikale Impuls entsprechend verstärkt werden, um bei den verschlechterten Leitungsbedingungen in der Pyramidenbahn in erforderlicher Stärke zu den Muskeln zu gelangen. Naturgemäß aber wird sich der ausgedehntere cerebrale Impuls der Hauptsache nach solchen Muskeln mitteilen, deren Innervationsfasern noch erhalten und einigermaßen funktionstüchtig sind. In je früherem Alter die Affektion der Pyramidenbahn einsetzt, um so ausgesprochener sind die Mitbewegungen. Dies beruht darauf, daß, je jünger ein Individuum ist, um so weniger die Fähigkeit auf sensible Eiudrücke hin, überflüssige Impulse einzustellen, ausgebildet und fixiert ist. Am geringsten ist diese Fähigkeit natürlich bei Kranken mit angeborener Lähmung, also bei Little'scher Krankheit.

Unter den Muskeln, auf welche sich der cerebrale Impuls bei der Ausführung einer Bewegung leicht ausbreitet, scheint die homologe Muskelgruppe (M_s) der anderen Körperseite in gewissem Sinne bevorzugt zu sein. Dem Primärzustand entspricht es, daß bei der Ausführung einer bestimmten Bewegung, nicht nur der erforderliche Muskel M, sondern auch der homologe Muskel M_s der anderen Körperhälfte vom Cerebrun innerviert wird. Daher beim Kinde die bilateral symmetrischen Bewegungen. Erst allmählich wird es gelernt, auf Grund sensibler Eindrücke (Cp_{p3}) den Impuls (P_3) für die homologen Muskel (M_s) einzustellen. Aber diese Fähigkeit wird lange nicht für alle Muskeln in gleichem Maße erworben. Viele Menschen lernen z. B. nie, ein Auge allein zu schließen, der Impuls für den Sphincter oculi der anderen Seite kann nicht unterdrückt werden. Für manche Muskeln wird diese Fähigkeit überhaupt niemals erworben (Dammmuskeln, Thoraxmuskeln). Andeutungsweise bleibt übrigens die Mitinnervation des homologen Muskels der gegenüberliegenden Körperhälfte für jede einzelne Muskelgruppe, wenn auch ohne lokomotorischen Effekt bestehen, wie aus dem oben erwähnten Exnerschen Experimente hervorgeht; in einzelnen seltenen Fällen besteht die doppelseitige symmetrische Innervation sogar mit deutlichem Bewegungseffekt zeitlebens fort (Fragstein).

Wenn nun die homologe Muskelgruppe der anderen Seite eine bevorzugte Verwandtschaft hat, so ist es ohne weiteres verständlich, daß bei Lähmung eines Muskels, der verstärkte cerebrale Impuls sich dem homologen Muskel der gegenüberliegenden Körperhälfte mitteilt. Daher bei peripheren Lähmungen und bei Hemiplegien bei einer Bewegung mit dem paretischen Muskel die analoge Mitbewegung auf der gegenüberliegenden gesunden Körperhälfte. Bekanntlich kann das so weit gehen, daß, wenn z. B. der Hemiplegiker eine ganz komplizierte Bewegung wie das Zuknöpfen seines Rockes mit der paretischen Seite ausführt, der andere gesunde Arm in vollständig symmetrischer Weise die Bewegungen des kranken Arms nachahmt.

Nun haben wir aber bei Pyramidenbahnerkrankungen auch solche Mitbewegungen kennen gelernt, die eine Beziehung zur Verstärkung des cerebralen Impulses nicht erkennen ließen, die auch auftreten, wenn die innervierenden Pyramidenbahnfasern für eine Muskelgruppe gar nicht geschädigt sind, wenn also eine Verstärkung des cerebralen Impulses gar nicht erforderlich ist und auch faktisch gar nicht stattfindet. Dahin gehören vor allen Dingen die Mitbewegungen bei der Hemiplegie auf der kranken Seite, wenn auf der gesunden Seite eine Bewegung ausgeführt wird, die oft zahlreichen Mitbewegungen in

Fällen von multipler Sklerose, in welchen Muskellähmungen nicht vorliegen, aber die Reflexsteigerung und der spastische Zustand der Muskulatur mit Sicherheit auf eine Affektion der Pyramidenbahn hinweist. Wie sind diese Mitbewegungen zu deuten? Wir müssen annehmen, daß, wenn irgend eine Bewegung ausgeführt wird, dann die Kontraktion des hierzu erforderlichen Muskels M und die Bewegung selbst, auf dem Wege des subkortikalen Reflexes (N_s K_{sp_1}, N_s K_{sp_2}, N_s K_{sp_3}, N_s Cl_{p_1} Cl_{f_1} K_1, N_s Cl_{p_2} Cl_{f_2} K_2, N_s Cl_{p_3} Cl_{f_3} K_3) alle möglichen anderen Muskeln M_1, M_2, M_3 innerviert und in Aktion versetzt. Und zwar sind es nicht nur spinale, sondern auch cerebellare Reflexe, welche hierfür in Betracht kommen. Die durch die Kontraktion von M und die daraus entspringende Bewegung ausgelösten sensiblen Erregungen werden erstens durch die sensible Nervenfaser N_s und die davon abgehenden Reflexkollateralen (K_{sp_1} K_{sp_2} K_{sp_3}) auf die Kernganglienzellen (K_1 K_2 K_3) aller möglichen Muskeln übertragen, zweitens aber werden sie durch die Kleinhirnseitenstrangbahn (Cl_{p_1} Cl_{p_2} Cl_{p_3}) zum Cerebellum geführt und von diesem durch die cerebellofugalen Fasern (Cl_{f_1} Cl_{f_2} Cl_{f_3}) zu den Kernganglienzellen (K_1 K_2 K_3) und den Muskeln M_1 M_2 M_3 reflektiert.

Diese reflektorische Mitinnervation von M_1 M_2 M_3 ist das Primäre. Es werden aber unter normalen Verhältnissen diese reflektorischen Mitinnervationen vom Großhirn durch besondere Inhibitionsfasern (P_1—, P_2—, P_3—, $CbCl_1$ $CbCl_2$ $CbCl_3$) ausgeschaltet. Die Intervention dieser inhibitorischen Fasern erfolgt auf centripetale Merkmale, die durch die Mitinnervation der Muskeln M_1, M_2 und M_3 und die daraus entspringenden Mitbewegungen ausgelöst und durch die centripetalen Bahnen (Cb_{p_1}, Cb_{p_2}, Cb_{p_3}, $ClCb_1$, $ClCb_2$, $ClCb_3$,) dem Großhirn zugeführt werden. Die inhibitorischen Fasern für die spinalen Reflexe verlaufen in der Pyramidenbahn (P_1—, P_2—, P_3—) für die cerebellaren Reflexe in der Großhirn-Kleinhirnbrückenbahn ($CbCl_1$—, $CbCl_2$—, $CbCl_3$—). Ganz besonders groß ist die primäre Tendenz zur reflektorischen Mitinnervation (N_s K_{sp_3} K_3, N_s Cl_{p_3} Cl_{f_3} K_3) der homologen Muskelgruppe der anderen Körperhälfte (M_3).

Daß tatsächlich eine Bewegung an sich die Neigung hat reflektorisch die Innervation überflüssiger Muskeln auszulösen, das können wir zwar nicht ohne weiteres erkennen. Wenn wir bei einem Gesunden eine Bewegung passiv ausführen, so wird dadurch keine Mitbewegung, speziell nicht die analoge Bewegung auf der anderen Körperhälfte hervorgerufen. Dies kommt daher, daß in der Norm die vom Großhirn ausgehende permanente Hemmung die Wirkung der geschilderten subkortikalen Reflexe (N_s K_{sp_1} K_1 M_1 etc.) auf ein Minimum herabdrückt. Wenn aber die Hemmung fortfällt, z. B. durch

Erkrankung der Inhibitionsfasern bei Pyramidenbahnläsionen oder bei Affektionen des mittleren Kleinhirnschenkels, so tritt der geschilderte Reflex in seiner primären Stärke zutage. Wenn man in Fällen von einseitiger Pyramidenbahnerkrankung auf der gesunden Seite eine passive Bewegung ausführt, so löst diese Bewegung manchmal (auf dem Wege N, K_{sp3} K_3 M_3) die analoge Bewegung auf der anderen, der kranken Seite, aus, weil der Reflex nicht mehr durch die Faser P_3— gehemmt wird. Es kommt manchmal sogar bei Gesunden vor (Fragstein), daß bei passiven Bewegungen auf der einen Seite jedesmal dieselbe Bewegung auf der gegenüberliegenden Seite erfolgt. In diesen Fällen ist offenbar die Inhibition durch P_3— nicht zur Entwicklung gelangt, und hat sich der Primärzustand erhalten. [1]

---

[1] Es empfiehlt sich, an dieser Stelle einige Bemerkungen über die bei Reflexbewegungen auftretenden Mitbewegungen einzuschalten. Wir haben sie bei neugeborenen Kindern angetroffen, ferner bei Erkrankungen der Pyramidenbahn und in seltenen Fällen bei normalen Erwachsenen. An sich tritt jedes einzelne periphere sensible Element, an welcher Stelle es auch in der Peripherie entspringen mag, mit sämtlichen Muskelkernen des ganzen Rückenmarkes in Beziehung, so daß von jeder beliebigen Stelle des Körpers aus schließlich die gesamte Körpermuskulatur reflektorisch in Zuckung versetzt werden kann. Daß nun aber diese weitgehende Übertragung nicht jedesmal bei Reizung eines peripheren sensiblen Elementes erfolgt, sondern je nach Ort und Art der Reizung die Antwort auf eine bestimmte Muskelgruppe beschränkt bleibt, liegt daran, daß gerade zu dem Kerne dieser letzteren besonders enge anatomisch-physiologische Beziehungen vorliegen, und beim normalen erwachsenen Menschen cerebrale Hemmungsvorgänge darüber wachen, daß die Übertragung sich nur auf diese eine Muskelgruppe beschränkt und sich den anderen nicht mitteilt. Inhibitorische Fasern, welche vom Cerebrum kommen, in der Pyramidenbahn verlaufen und an die Kernganglienzellen des Rückenmarks herantreten, erniedrigen deren reflektorische Erregbarkeit soweit, daß bei Einwirkung eines peripheren Reizes nur noch gerade die Ganglienzellgruppe anspricht, welche an sich die engste anatomische Beziehung zu der erregten sensiblen Faser hat. Ohne die Intervention dieser Fasern besteht an sich die Disposition, daß ein sensibler Reiz auf zahlreiche Muskeln übertragen wird. Beim Neugeborenen walten nun diese Hemmungsvorgänge noch sehr wenig, infolgedessen breitet sich ein sensibler Reiz, wie das Einführen des Saugpfropfens in den Mund, nicht nur auf die Muskeln, welche die engste Beziehung zur gereizten Stelle haben und die zweckmäßige Angriffsbewegung auszuführen haben, sondern auch auf die Muskeln beider Arme und des Kopfes mit aus. Bei einem stärkeren peripheren Reiz werden noch weiter liegende Muskelgruppen in Aktion versetzt.

Ebenso muß dieser primäre Zustand des Rückenmarks, in extensiver Weise auf sensible Erregungen zu antworten, wieder hervortreten, wenn die cerebrale Hemmung wieder wegfällt durch Schädigung der Hemmungsfasern bei Läsion der Pyramidenbahn. Niest z. B. ein Hemiplegiker, so versetzt der sensible Reiz auf der Nasenschleimhaut alle Muskeln der gelähmten Seite reflektorisch in starke Kontraktion und es kommt zu ausgebreiteten Mitbewegungen daselbst, weil die Reflexerregbarkeit der Kernganglienzellen der betroffenen Körperhälfte nicht genügend gehemmt ist.

Am leichtesten von allen Muskeln scheint bei Reflexbewegungen wieder die

Durch reflektorische Mitinnervation infolge fehlender cerebraler
Hemmung sind die häufigen Fälle von Hemiplegie zu erklären, wo
eine aktive Bewegung auf der gesunden Seite stets von der gleichen
Bewegung auf der erkrankten Seite begleitet wird. Die Kontraktion
des Muskels M und die dadurch entstehende Bewegung auf der gesunden Seite setzt auf dem Wege des Reflexes N, $K_{\iota p3}$ K_3 die homologe Muskelgruppe M_3 der anderen, der kranken, Seite in Kontraktion,
weil die Hemmungsfasern (P_3—) für die Muskeln (M_3) der kranken
Seite wegfallen, und daher der Reflex nicht mehr ausgeschaltet wird.
Die reflektorische Entstehung dieser kontralateralen Mitbewegung
ist besonders in den Fällen von Hemiplegie ersichtlich, wo auf der erkrankten Seite die Muskeln willkürlich überhaupt nicht in Aktion
versetzt werden können. Ebenso sind die von uns wiederholt beobachteten homologen Mitbewegungen auf der gegenüberliegenden Seite
bei multipler Sklerose aus der Erkrankung der cerebralen Hemmungsfasern (P_3--, $CbCl_3$ Fig. 2) zu deuten. Die willkürliche Dorsalflexion auf der einen Seite setzt z. B. reflektorisch die gleiche Bewegung auf der anderen Seite in Gang, weil die genannten Reflexe
wegen des Ausfalls der cerebralen Hemmungsfasern nicht ausgeschaltet werden. Ja die betreffende Bewegung kann reflektorisch eine
ganze Reihe anderer Muskeln in Kontraktion versetzen M_1 M_2 etc.,
weil die Inhibitionselemente P_1—, P_2—, $CbCl_1$, $CbBl_2$ etc. fehlen.
Auch bei spastischer Spinalparalyse und bei Littlescher Krankheit kommen ganz analoge Erscheinungen zur Beobachtung und ver-
langen dieselbe Deutung. Und schließlich mögen auch die bilateral
symmetrischen Willkürbewegungen des Kindes teilweise darauf beruhen, daß die cerebrale Hemmung noch nicht hinreichend in Funktion gesetzt ist, um den kontralateralen Reflex auszuschalten.

----

homologe Muskelgruppe der anderen Körperseite mit anzusprechen. So sehen wir
beim neugeborenen Kinde, daß fast alle Reflexbewegungen gleichzeitig von der
gleichen Bewegung auf der anderen Seite begleitet werden, und fast alle Bewegungen
bilateral-symmetrisch sind. Ebenso sahen wir, daß bei doppelseitiger Läsion der
Pyramidenbahn infolge des Ausfalls der inhibitorischen Fasern ein Reiz an der
Fußsohle nicht nur eine Dorsalflexion der großen Zehe der gleichen, sondern auch
der gegenüberliegenden Seite auslöst, daß das Beklopfen einer Patellarsehne beider-
seits den Musculus Quadriceps in Zuckung versetzt. Hierher gehört ferner die Beobachtung, daß bei passiver Plantarflexion sich nicht nur die große Zehe des bewegten Fußes, sondern auch die der anderen Seite dorsalflektiert: durch passive
Plantarflexion nämlich werden die Antagonisten dieser Bewegung, die Dorsalflexoren
gedehnt und bekanntlich antworten dieselben bei Ausfall der cerebralen Hemmungsfasern auf diesen Dehnungsreiz mit einer Kontraktion; zu den Dorsalflexoren des
Fußes gehört aber auch der Extensor hallucis longus, daher die Aufrichtung der
großen Zehe; der Dehnungsreiz teilt sich aber auch gleichzeitig dem Extensor hallucis
longus der anderen Seite mit.

Die Mitbewegungen bei Pyramidenbahnerkrankung beruhen also teils auf der Irradiation des cerebralen Impulses infolge der erforderlichen Verstärkung desselben, teils auf dem Fehlen der Inhibition reflektorischer Mitinnervationen. Es ist nicht immer möglich, genau zu sagen, worauf im speziellen Falle die beobachteten Mitbewegungen zu beziehen sind. Die Mitbewegungen bei Hemiplegikern auf der gesunden Seite, wenn auf der erkrankten eine Bewegung intendiert wird, dürften lediglich auf erstere Ursache zu beziehen sein, die Mitbewegungen auf der kranken Seite, wenn auf der gesunden Seite eine Bewegung ausgeführt wird, dürften lediglich auf letzterer Ursache beruhen, Mitbewegungen auf der kranken Seite, wenn auf derselben eine Bewegung ausgeführt werden soll, können auf beide Ursachen bezogen werden.

Wenden wir uns nunmehr zur Deutung der Mitbewegungen bei der Tabes und bei der Chorea.

Wenn es tatsächlich das Primäre ist, daß bei der Absicht, eine Bewegung auszuführen, zunächst mehr Muskeln als erforderlich vom Großhirn her innerviert werden, und wenn dies Übermaß erst durch centripetale Eindrücke eingedämmt und geregelt wird, so muß die Mehrinnervation allemal dann fortbestehen, wenn dem Gehirn keine sensiblen Merkmale zugeführt werden. Dies ist besonders der Fall bei der Tabes dorsalis, wo ja die Zuleitungsunterbrechung in den hinteren Wurzeln und den Hinterstrangsfasern gelegen ist. Die starke Irradiation des Impulses bei der Ausführung einer Bewegung bei der Tabes zeigt überhaupt erst so recht, wie groß an sich die primäre Tendenz zur Irradiation ist und wie viel Impulse erst sekundär auf centripetale Eindrücke hin eingestellt werden müssen. Wenn ein Tabiker z. B. den Daumen dem Kleinfinger opponieren will, so bewegt er dabei nicht nur alle Finger, sondern auch die Hand und den Vorderarm mit, eventuell treten noch viel weitere Muskelgebiete in Mitaktion. Sucht der Tabiker dies Übermaß einzuschränken, so passiert es jetzt gar zu leicht, daß auch der notwendige Hauptagonist gar keinen Impuls mehr erhält. Dies rührt daher, daß der Mechanismus, welcher normalerweise waltet, nämlich die Sistierung der übermäßigen Impulse auf sensible Eindrücke hin, nicht mehr möglich ist, infolgedessen wird ein anderer Modus gewählt, den centralen Impuls an sich schwächer zu bemessen, und dabei besteht die Gefahr, daß es nunmehr überhaupt zu keiner Innervation und Bewegungsäußerung mehr kommt.

Charakteristisch für die Erklärung der Mitbewegungen bei Tabes aus dem Fortfall sensibler Merkmale ist der Umstand, dass wesentlich nur solche Muskeln miterregt werden und solche Glieder Mitbewegungen ausführen, welche anästhetisch sind. Eben von ihrer Kontraktion und Locomotion erhält das Cerebrum keine Kunde und daher werden die Impulse nicht eingestellt.

Genau so sind die Mitbewegungen bei Chorea zu deuten. Wir sind berechtigt die der choreatischen Bewegung zugrunde liegende Ursache in einer Läsion der Bindearme zu suchen. Die Bindearme enthalten bekanntlich die cerebello-cerebrale Bahn, führen also centripetale Merkmale, welche von der Peripherie, d. h. von den bewegten Gliedern, Sehnen und Muskeln stammen, sich auf dem Wege der Kleinhirn-Seitenstrangbahn zum Cerebellum und von diesem weiter durch die Bindearme zum Großhirn fortpflanzen. Diesen Merkmalen kommt ebenso wie den durch die Hinterstrang-Schleifenbahn zur Großhirnrinde geleiteten sensiblen Eindrücken die Rolle zu, irradiierte Impulse zu sistieren. Die beiden Bahnen stellen Parallelwege dar. Die Unterbrechung der Bindearmbahn bringt solche innervationssistierende, centripetale Merkmale zum Fortfall, und damit kommt der Primärzustand wieder zur Geltung. Ist nur der eine Bindearm (z. B. der linke) unterbrochen, so wird nur diejenige Körperhälfte Mitbewegungen ausführen, welche in dem betreffenden Bindearm vertreten ist, d. h. die gleiche Körperhälfte. Es werden also, wenn rechts die Faust geschlossen wird, auf der linken Seite Mitbewegungen auftreten, während beim Faustschluß links die rechte Seite in Ruhe bleibt, da deren Bindearmbahn ungestört ihre Merkmale zum Cerebrum leitet und alle etwaigen Mitkontraktionen somit alsbald im Keime erstickt werden.

Die Mitbewegungen bei progressiver Paralyse sind wohl zum Teil aus der mangelhaften Ausschaltung reflektorischer Mitinnervationen infolge von Erkrankung der cerebralen Hemmungsfasern (Pyramidenbahn) zu deuten. Diese Erklärung ist aber nur für diejenigen Fälle heranzuziehen, in denen auch sonst deutlich die Zeichen des Fehlens der cerebralen Hemmung (gesteigerte Reflexe, Spasmus) vorliegen. Ein großer Teil der Mitbewegungen verlangt aber eine andere Deutung. Bekanntlich erkranken bei der progressiven Paralyse die feinen Fasern in der Hirnrinde selbst. Die innervationssistierende Rolle, welche die in die Großhirnrinde eintretenden sensiblen Bahnen auf die motorischen Zellen (P_1 P_2 P_3) der Rinde ausüben, ist an besondere Fasern geknüpft, mittels deren die Einwirkung vom sensiblen Projektionsfelde (S_1 S_2 S_3) auf die Zellen P_1 P_2 P_3 geschieht. Wir können uns vorstellen, daß diese feinen Rindenfasern zerstört sind, also die innervationssistierende Funktion der sensiblen Fasern ausbleibt, während die Hauptfasern, welche die bewußten Bewegungeindrücke ins sensible Projektionsfeld leitet, intakt geblieben sind, weshalb in diesen Fällen auch Störungen in der Wahrnehmung von Bewegungen nicht vorhanden sind. Die Mitbewegungen bei Alkoholismus erkläre ich mir auf genau die gleiche Weise, durch eine isolierte Schädigung der Rindenfasern (Übertragungsfasern), an welche die innervationssistierende Funktion der zugehenden sensiblen Eindrücke geknüpft ist.

Wir haben nun nur noch die Deutung der Mitbewegungen bei den Motilitätspsychosen zu geben. Zunächst wollen wir uns vergegenwärtigen, daß die Motilitätspsychosen auf der Erkrankung der Associationsfasern beruhen, welche das stereopsychische Feld mit dem motorischen Projektionsfelde der Muskeln und dem sensiblen Projektionsfelde der bewegten Körperteile verbinden, also der stereofugalen (St_f Fig. 2) und stereopetalen (St_p Fig. 2) Associationsbahnen.

Wenn wir uns an die von Wernicke gegebene Definition der Motilitätspsychosen halten, so beruht das Wesen derselben in einer mangelnden oder fehlerhaften Übertragung einer Zielvorstellung (Z) auf das motorische Projektionsfeld (m), also auf Störungen im Verlaufe der Bahn $Z\,m$ seines Schemas. Die Zielvorstellung Wernickes ist weiter nichts als der Bewegungsbegriff, der Wille, eine bestimmte Bewegung auszuführen. Dieser besteht nach unserer zu Eingang dieses Kapitels gegebenen Analyse aus der Kombination einer bestimmten Erregung im stereopsychischen Felde (St) [räumlichen Vorstellung] und einer bestimmten Erregung im sensiblen Projektionsfelde (S Fig. 1 u. 2) des zu bewegenden Körperteils. Diese kombinierte Erregung muß sich dem motorischen Projektionsfelde (P) [im Wernickeschen Schema m] der für die Bewegung erforderlichen Muskeln mitteilen, auf dem Wege der stereofugalen Bahn (St_f) [im Wernickeschen Schema $Z\,m$]. Bei der akinetischen Motilitätspsychose haben wir anzunehmen, daß die stereofugalen Bahnen unterbrochen sind, infolgedessen kann der Wille, eine bestimmte Bewegung auszuführen (die Zielvorstellung), zwar entstehen, aber dem motorischen Projektionsfelde nicht übermittelt werden. Liegt nur eine partielle Akinese eines bestimmten Körperabschnittes vor, so müssen wir annehmen, daß die zu dem motorischen Projektionsfeld (P) der Muskeln dieses Körperteils hinziehenden Äste der stereofugalen Fasern unterbrochen sind, während die Äste zu den übrigen motorischen Projektionsfeldern ($P_1\ P_2$ Fig. 2) erhalten sind. Soll nun mit dem akinetischen Körperteil eine Bewegung von der durch das Stereon st verkörperten Richtung ausgeführt werden, so kann die Erregung von st nicht zu P gelangen; um die gewollte räumliche Vorstellung womöglich doch zu verwirklichen, wird die Erregung von st so viel wie möglich verstärkt werden und dabei irradiiert dieselbe auf die Pyramidenzellen P_1 P_2 P_3 und versetzt auf diese Weise andere Körperteile in Mitbewegung. Die centripetalen Erregungen Cb_{p_1} und Cb_{p_2}, welche sonst unter gewöhnlichen Verhältnissen die Miterregung von P_1 u. P_2 hemmen, sind der verstärkten Erregung von st gegenüber nicht stark genug, um die Mitinnervationen zu sistieren. Die Mitbewegungen bei der akinetischen Motilitätspsychose sind also prinzipiell genau so zu erklären wie die Mitbewegungen des Gesunden bei starken Anstrengungen, wie die Mitbewegungen bei peripheren Lähmungen und bei Paresen infolge von Erkrankung der Pyramidenbahn.

Nun haben wir aber auch Mitbewegungen bei der hyperkinetischen Motilitätspsychose kennen gelernt. Wir haben oben die große Ähnlichkeit zwischen der choreatischen Bewegungsstörung und der hyperkinetischen Motilitätspsychose hervorgehoben. Beiden sind Reizsymptome gemeinschaftlich, die choreatischen Zuckungen und die pseudospontanen Bewegungen, beiden ein Ausfallssymptom, das in der gestörten Ausführung gewollter Bewegung besteht. Im wesentlichen beruht letztere Störung darin, daß bei der Absicht eine bestimmte Bewegung auszuführen, einerseits die hierzu erforderlichen Muskeln mangelhaft oder garnicht innerviert, andererseits aber eine Reihe ganz falscher Muskeln mitinnerviert und eine Fülle unzweckmäßiger Mitbewegungen ausgeführt werden. Bei der Chorea, wissen wir, ist diese Bewegungsstörung zu beziehen auf die Affektion einer centripetalen Bahn, der Bindearmbahn; speziell die Mitbewegungen sind auf den Ausfall der centripetalen Merkmale zu schieben, welche die Irradiation des Impulses zu annullieren haben.

Ich bin geneigt, bei der hyperkinetischen Motilitätspsychose auch die Affektion centripetaler Bahnen, nämlich der stereopetalen Associationsfasern (St_p) zur Erklärung heranzuziehen. Wenigstens dürfte eine solche mit im Spiele sein. Die pseudospontanen Bewegungen könnten auf einer Reizung dieser Fasern beruhen, welche bald in diesen, bald in jenen überwiegt und somit bald dieses, bald jenes Stereon erregt, das seinerseits die Erregung bald an diese, bald an jene Stelle des motorischen Projektionsfeldes weiter gibt. Die Mitbewegungen würden wir uns folgendermaßen zu erklären haben. Wir können annehmen, daß gerade wie den centripetalen Erregungen, welche bei einer Willkürbewegung dem sensiblen Projektionsfelde zugehen, die Rolle zufällt, die Irradiation der Erregung des Stereons st auf P_1 P_2 und P_3 zu verhindern, auch das Stereon st selbst fortwährend einer centripetalen Hemmung durch stereopetale Fasern bedarf, welche dafür zu sorgen hat, daß der Erregungsgrad im Stereon st während der Ausführung der Bewegung nicht zu groß wird. Mit einem Anwachsen des Erregungszustandes des Stereons st ist ja allemal die Irradiation der Erregung auf ungehörige Elemente des motorischen Projektionsfeldes verbunden. Fehlt die erforderliche Hemmung, so schwillt die Erregung von st leicht soweit an, daß es dabei zur Irradiation kommt. Der Wille zur Bewegung, die ihm zugrunde liegende stereopsychische Erregung, wächst so lange, bis von der Peripherie her gemeldet wird, daß die erfolgte Bewegung die vorstellungsgemäße Größe hat. Diese Nachricht erhält das Bewußtsein durch die stereopetale Bahn (St_p). Fehlt diese Nachricht, so schwillt der Erregungszustand im stereopsychischen Felde immer weiter an und erreicht rasch eine solche Höhe, der gegenüber die zugehenden sensiblen Merkmale Cb_{p_1} Cb_{p_2} Cb_{p_3} etc. nicht mehr stark genug sind, um die Irradiation des Impulses auf P_1 P_2 P_3 zu annullieren.

Wir sind am Ende unserer theoretischen Analyse der Mitbewegungen. Wir haben gesehen, welch großes und weitverzweigtes System den Ablauf unserer Willkürbewegungen regelt, wie zahlreiche und komplizierte Mechanismen zu deren Zustandekommen ineinander greifen. Die Mitbewegungen sind ja nur eines der äußeren Zeichen des gestörten Ablaufes dieser Mechanismen. So verschieden auch im speziellen ihre Ursache sein mag, je nach der Störung dieses oder jenes Einzelmechanismus, alle entspringen doch nur aus ein und demselben Prinzip. Dieses Prinzip besteht darin, daß, wenn der Organismus eine Bewegung ausführen will, daß er dann allemal zunächst möglichst viel motorische Mittel heranzieht, und a priori eher zu viel als zu wenig Mukeln innerviert. Die Wahl unserer Bewegungsmittel bedeutet ein Suchen und dabei tritt ein gewisser Mangel an Ökonomie zutage. In der Norm wird diese Verschwendungslust des Organismus für gewöhnlich durch Hemmungsvorgänge eingedämmt, unter pathologischen Verhältnissen kommt sie wieder in den Mitbewegungen zum Ausdruck.